中国医学临床百家 · 病例精解

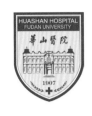

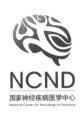

复旦大学附属华山医院

垂体及相关疑难疾病

病例精解

毛颖 ◎ 名誉主编

王镛斐　叶红英 ◎ 主编

厚德 · 仁术 · 创新 · 奉献

科学技术文献出版社
SCIENTIFIC AND TECHNICAL DOCUMENTATION PRESS

·北京·

图书在版编目（CIP）数据

复旦大学附属华山医院垂体及相关疑难疾病病例精解 / 王镛斐，叶红英主编.—北京：科学技术文献出版社，2023.5

ISBN 978-7-5235-0219-8

Ⅰ.①复… Ⅱ.①王… ②叶… Ⅲ.①垂体疾病—疑难病—病案—汇编 Ⅳ.① R584

中国国家版本馆 CIP 数据核字（2023）第 069184 号

复旦大学附属华山医院垂体及相关疑难疾病病例精解

策划编辑：帅莎莎　　责任编辑：帅莎莎　　责任校对：张永霞　　责任出版：张志平	

出　版　者	科学技术文献出版社
地　　　址	北京市复兴路15号　　邮编 100038
编　务　部	（010）58882938，58882087（传真）
发　行　部	（010）58882868，58882870（传真）
邮　购　部	（010）58882873
官 方 网 址	www.stdp.com.cn
发　行　者	科学技术文献出版社发行　全国各地新华书店经销
印　刷　者	北京地大彩印有限公司
版　　　次	2023 年 5 月第 1 版　2023 年 5 月第 1 次印刷
开　　　本	787×1092　1/16
字　　　数	133千
印　　　张	13.25
书　　　号	ISBN 978-7-5235-0219-8
定　　　价	128.00元

《复旦大学附属华山医院
垂体及相关疑难疾病病例精解》
编委会

名誉主编　毛　颖

主　　编　王镛斐　叶红英

副 主 编　沈　明　何　敏

编　　委（按姓氏笔画排序）

马增翼　叶　钊　乔霓丹　孙全娅

寿雪飞　李士其　李益明　吴　蔚

何文强　张　南　张启麟　张朝云

陈政源　周　翔　赵　曜　施成彰

曹晓运　曾芳芳　倪　伟　谢　嵘

主编简介

王镛斐 主任医师，硕士研究生导师。

中国医师协会内镜医师分会神经内镜专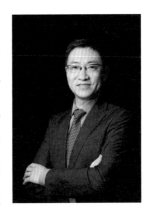家委员会副主任委员，中国医师协会神经外科分会神经内镜专家委员会副主任委员，欧美同学会医师协会神经内镜分会副主任委员，中国垂体腺瘤协作组副组长，中国抗癌协会神经肿瘤专业委员会垂体瘤学组副组长，中国医药教育协会神经内镜与微创医学专业委员会常务委员，上海抗癌协会神经肿瘤专业委员会常务委员，上海市医师协会神经外科医师分会秘书，中国医师协会内镜医师分会委员，上海市垂体瘤研究中心秘书兼内镜组组长，中国神经科学学会神经肿瘤分会委员，中国医疗保健国际交流促进会颅底外科分会委员，复旦大学神经外科研究所神经解剖室副主任。

长期从事以鞍区肿瘤为主的各种颅脑肿瘤的微创手术治疗，在经鼻蝶手术治疗垂体瘤方面积累了丰富的临床经验，硕士和博士分别师承李士其教授和周良辅教授。主要研究方向是垂体腺瘤的显微外科手术基础和临床研究、神经内镜应用的解剖与临床研究和神经肿瘤的微创手术治疗。2001 年在德国美因茨大学神经外科学习神经内镜和锁孔技术，回国后积极开展神经内镜临床和解剖研究工作，目前是国家级继续教育项目"全国脑窥镜辅助显微外科学习班"和"中国垂体瘤诊治新进展学习班"主要负责人，每年垂体瘤和内镜手术量达 900 余台次。

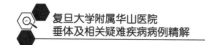

　　曾获 2004 年上海市医学科技进步奖一等奖、2004 年中华医学科技奖三等奖、2009 年国家科学技术进步奖一等奖和 2020 年中华医学科技奖三等奖。荣获 2018 年度上海市杰出专科医师奖。主编《复旦大学附属华山医院垂体疑难病多学科诊治病例精选》，参编《现代神经外科学》《内分泌外科学》《内镜神经外科学》等著作。

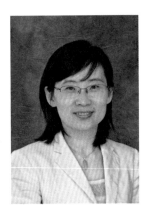

叶红英 医学博士，主任医师，硕士研究生导师。复旦大学附属华山医院内分泌科副主任。

中国垂体瘤协作组成员，中国罕见病联盟下丘脑垂体病学组委员，中华医学会内分泌分会垂体学组委员，中国康复医学会糖尿病预防和康复专业委员会常务委员，上海医学会糖尿病分会委员，上海市医师协会内分泌代谢科医师分会委员，上海市中西医结合学会糖尿病专业委员会委员，上海中西医结合学会不孕不育专家委员会副主任委员等。《中华内分泌代谢杂志》通讯编委、《上海医药》编委等。复旦大学附属华山医院罕见病中心专家委员会委员。

亚专业方向为神经内分泌和肥胖。2013年开始作为主要人员之一促进华山医院内分泌科、神经外科等多学科在垂体病诊疗的全方位合作；2014年7月作为组长开设华山医院首个MDT门诊——垂体病MDT门诊。重点推进各种垂体瘤的规范化多学科合作综合治疗，尿崩症、垂体柄增粗和下丘脑病变的病因鉴别和综合管理治疗，库欣综合征的鉴别诊断，难治性库欣病和泌乳素瘤等综合治疗。

作为主要参与人完成上海市2011年度科技创新重点项目"皮质醇增多症诊断与治疗规范化研究"。先后承担国家和上海市自然科学基金和重点研发计划重点专项子课题。近5年发表论文20余篇。先后获上海市医学科技进步奖三等奖、上海市中西医结合科技奖一等奖、复旦大学医学院优秀教师、复旦大学三八红旗手、复旦大学优秀医生、复旦-复星健康梦基金优秀教师等荣誉称号。主编《复旦大学附属华山医院垂体疑难病多学科诊治病例精选》，参编《实用内科学》《实用外科学》等书籍。

序 言

探寻神经外科的源头，始自古希腊、古罗马时代对脑外伤的处理。千百年来，总有沉思的学者和手术的工匠毫不妥协，付出智慧、勇气和劳作，一边劈波斩浪、一边拥抱凡常。历经数代先贤的攀登和现代科学的洗礼，神经外科已经发展成为一门综合性极强的临床学科。

作为拥有"触摸"人脑特权的医学专科，神经外科有其独特性——一方面，现代神经外科尚年轻，许多技术经过兄弟学科摸索培育后方转化至神经外科，并在这方沃土继续发芽滋长。另一方面，神经外科选择的路并不好走：对脑功能的保护，限制了手术切除的范围；人体的血脑屏障，阻碍了许多药物的使用；临床前原位动物模型的高门槛，增加了脑肿瘤转化的难度；独特的免疫、代谢特点和异质性，也让神经外科的发展困难重重……然而，医学的节律不改，自有学人的求索依然。我们生逢 21 世纪这个"脑的世纪"，更有幸探索在这个神经外科高速发展的绚烂年代——前人栽下万顷苗，新时代春风里，新理论、新技术、新方法更是层出不穷。正应了那一句"人生最大的幸事，莫过于在富于创造力的壮年发现了自己的使命"。

我非常赞赏一种说法——我们医生应该建立"MIH"的体系："M"就是 Mission、"I"就是 Innovation、"H"就是 Humanity，也就是说，我们医生要始终统筹兼顾使命、创新和以人为本的关系。一名成熟的神经外科医生需要经过漫长的培养和等待——不仅需要扎实的解剖和专科基础，还需要缜密的思维、大胆又细致的操作、对

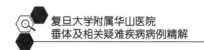

患者的高度责任心。如我们在脑肿瘤手术切除时，眼里不能只见肿瘤，还需要借助多模态影像、导航、电生理监测、清醒麻醉、虚拟现实、3D打印、DSA、荧光、红外、拉曼、质谱等各类新技术来定位功能区和周围血管等解剖，降低手术风险。术后需要个体化用好放疗、射波刀、质子刀、化疗、靶向治疗、免疫治疗、电场治疗、康复……提高患者生存期和生活质量。最终，我们依然要立足于每一个病例，为可能、尽所能，从每个患者身上学习取经，让我们的事业在每一次的如履薄冰、循序渐进中发展，最终风生水起、蔚为大观！

本套病例精解书拟以国家神经疾病医学中心、复旦大学附属华山医院神经外科的临床实践为基础，通过对常见病、疑难病及罕见病等诊疗方案和处置过程的阐述，传递良好的临床思维。让严格的规范、鲜活的经验穿越无尽纷乱，而不至于散落。书中既有对适宜技术和规范诊疗知识的推广和普及，也有对神经外科新技术、新进展的介绍与启迪。

相信广大神经外科同道能从这套病例精解书中得到收获和启发，从而更好地服务于我们的患者。

毛颖

前　言

　　位于人体中线部分的垂体是人体最重要的神经内分泌腺体，由前、中、后叶组成，分泌 8 种激素，上联下丘脑，下调甲状腺、肾上腺和性腺等多个内分泌腺体，在维持人体内分泌代谢稳态中扮演核心角色。垂体及相关疾病种类众多、病因复杂，涉及神经外科、内分泌科、妇产科、男科、眼科、鼻科、放射外科、影像医学科、神经病理科等诸多相关学科。多学科合作诊疗方能达到精准诊断和精准治疗垂体及相关疾病的目的，而且在有效治疗病灶的同时，最大限度保存或恢复垂体下丘脑内分泌代谢功能，提高患者的生存质量。

　　2013 年华山医院牵头成立了上海市垂体瘤研究中心，开启了以神经外科和内分泌科主导的垂体及相关疾病规范化和多学科合作诊疗（multi-disciplinary team，MDT）模式。2015 年 8 月启动垂体疾病多学科联合门诊，接诊复杂功能性垂体瘤和垂体下丘脑疑难病例。通过 MDT 诊疗的广泛开展和深入，我们积累了比较丰富的垂体及相关疾病的诊治经验。2018 年，我们从 500 多例 MDT 诊治过的病例中，精心挑选了 47 例典型病例，出版了《复旦大学附属华山医院垂体疑难病多学科诊治病例精选》，与国内垂体疾病医疗工作者们分享我们多学科合作诊治垂体病的经验，获得了同行的高度认可和好评。

　　2018 年 12 月，我们创新性地提出了 2.0 版 MDT 诊疗模式，在华山医院虹桥院区（西院）成立了国际上第一个真正意义上的垂体疾病多学科诊治融合病房，打造"华山·金垂体"之临床和学术品牌的概念，旨在进一步提升垂体及相关疾病的诊治水平。2019年，"华山医院垂体腺瘤多学科联合诊疗团队建设"入选"国家重大疾病多学科合作诊疗能力建设"项目（国家卫健委疑难病症诊治能力提升工程）。随着多学科融合诊疗经验的积累和神经内镜手术技术水平的提高，我们持续总结这几年来疑难病例的诊治经过和结果，在第一版垂体疑难病例集的基础上，悉心收集了20余例垂体及相关病变（包括各种类型的功能性垂体瘤、复发垂体瘤、难治性垂体瘤、家族性垂体瘤、垂体瘤合并动脉瘤、颅咽管瘤、鞍结节脑膜瘤、斜坡骨源性肿瘤、其他鞍区少见肿瘤及垂体下丘脑非肿瘤性病变）的外科治疗技术和多学科融合诊疗案例。通过客观分析这些典型病例的临床诊疗过程，不但向读者展现了华山垂体疾病亚专科手术团队的内镜外科手术技巧及外科治疗新理念，同时也体现了现代医学融合诊疗的观念。病例点评部分综合了华山金垂体融合团队诊疗经验，结合国内外相关诊治新进展，向广大神经外科医生、内分泌医生及其他学科医生提供了垂体疾病诊疗参考。

医学总是以螺旋式上升的方式不断发展，对于垂体下丘脑功能的认识及相关疾病的诊疗理念仍在深入和更新之中，本书的经验总结和学术观点可能存在一些欠缺不足，期待得到同道们的批评指正。

王镛斐　叶红英

目　录

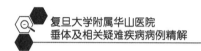

第 1 章
内镜经鼻选择性海绵窦内侧壁切除技术治疗垂体 GH 腺瘤 1 例

📋 病历摘要

患者，男性，37 岁。主诉：鼻唇增厚，手指增粗 1 年余。现病史：患者近 1 年来出现鼻翼增宽，嘴唇增厚，手指增粗，于当地医院查血生长激素（growth hormone，GH）> 50 ng/mL，头颅 MRI 提示鞍区占位，2020 年 4 月 24 日以"肢端肥大症、鞍区占位"于复旦大学附属华山医院内分泌科住院行系统评估。入院查体：肢端肥大貌，各组颅神经查体未见异常。辅助检查：血随机 GH > 50 ng/mL，高糖抑制试验 GH 谷值：48.05 ng/mL ↑，胰岛素样生长因子 -1（insulin-like growth factor 1，IGF-1）672 μg/L ↑，头颅 CT：鞍区等低密度影（图 1-1）。垂体 MRI 增强：鞍区占位侵犯右侧海绵窦，T_1W 呈等低信号，增强后呈不均匀强化，侵袭性垂体瘤可能（图 1-2）。考虑诊断为：①垂体生长激素型腺瘤；②垂体前叶功能减退症（肾上腺皮质轴、甲状腺轴）。2020 年 6 月 15 日患者接受神经内镜经鼻垂体瘤切除术 + 选择性右侧海绵窦内侧壁切除术，术中首先切除鞍内部分肿瘤，接着采用海绵窦内侧入路分离海绵窦内侧壁并予以完整切除。术后患者手脚肿胀减轻，右侧眼球各向活动正常。术后第 1 天随机血 GH 即降至 0.65 ng/mL，IGF-1 降低至 457 μg/L ↑，复查垂体 MRI 增强示肿瘤全切除（图 1-3），术后石蜡病理染色证实肿瘤已侵犯海绵窦内侧壁（图 1-4）。患者手术后第 4 天顺利出院，于垂体瘤融合病房定期接受内分泌评估：术后 1 个月肾上腺皮质轴功能恢复正常，术后 3 个月甲状腺轴功能恢复正常，历次复查均达生化缓解，末次随访（术后 13 个月）查 GH 谷值：0.83 ng/mL，IGF-1：231 μg/L，复查 MRI 增强未见肿瘤复发（图 1-5）。

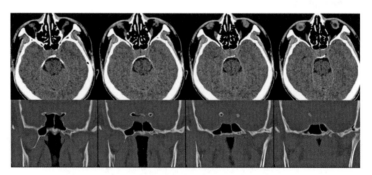

术前头颅水平位和冠状位 CT 示鞍区占位伴蝶鞍扩大。

图 1-1　术前头颅 CT

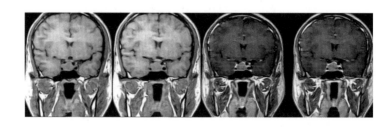

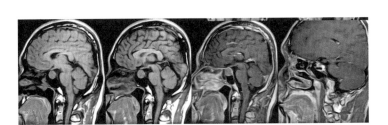

术前鞍区冠状位和矢状位 MRI（T_1W+T_1 增强）示鞍区占位侵犯右侧海绵窦，改良 Knosp
分级 3a 级，考虑侵袭性垂体大腺瘤。

图 1-2　术前 MRI

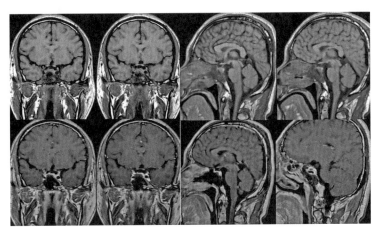

术后鞍区冠状位和矢状位 MRI（T_1W+T_1 增强）提示肿瘤全切除。

图 1-3　术后 MRI

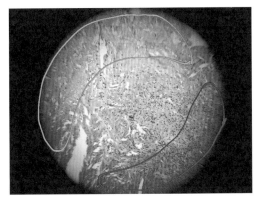

肿瘤 HE 染色（×100）见肿瘤细胞侵犯海绵窦内侧壁（红色区域示垂体瘤细胞，绿色区
域示海绵窦内侧壁的纤维组织，两者之间见已被肿瘤细胞浸润的海绵窦内侧壁）。

图 1-4　肿瘤病理染色

笔记

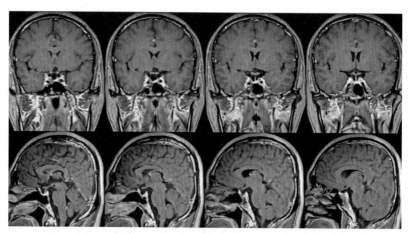

术后 13 个月复查鞍区冠状位和矢状位 T_1 增强 MRI 未见肿瘤复发。

图 1-5　术后 13 个月复查 MRI

病例分析

垂体生长激素腺瘤是一种罕见的神经内分泌肿瘤，发病率为（3～4）/100 万。该病由肿瘤过度分泌 GH 引起 IGF-1 异常升高所介导，作用于全身多个脏器和系统，引起肢端过度生长、软组织肿胀、骨关节痛、睡眠呼吸暂停、高血压、心功能不全、糖代谢紊乱等症状和体征，最终导致患者死于严重的心肺及其他重要脏器并发症。目前，手术仍是垂体生长激素瘤的一线治疗方案，肿瘤全切除不仅能迅速解除肿瘤对毗邻颅神经的压迫效应，更主要是能将 GH 和 IGF-1 降至正常范围以实现内分泌生化缓解，同时最大限度上保护正常垂体功能。神经内镜在 20 世纪 90 年代开始应用于经鼻蝶入路手术，近年来随着微创神经外科和内窥镜成像技术的迅猛发展及神经导航、神经电生理监测和动脉超声多普勒的广泛应用，神经内镜经鼻入路对于切除垂体瘤已展示出独特优势。本中心对 2013 年 1 月—2014 年 12 月的 185 例垂体生长激素瘤切除手术（其中 162 例随访期 ≥ 3 个月）进行回顾性研究后发现，肿瘤对海绵窦的侵犯程度是决定术后是否获得生化缓解的重要影响因素，非侵袭性垂体瘤（改良 Knosp 分级 0 ～ 2 级）的总体生化缓解率远远高于侵袭性垂体瘤（改良 Knosp 分级 3 ～ 4 级）。

本病例复杂性正是在于肿瘤与右侧海绵窦关系密切，改良 Knosp 分级达 3a 级，常规经鼻入路仅能做到肉眼直视下的肿瘤全切除而无法将侵犯海绵窦内侧壁上的肿瘤细胞一并清除，因此难以将 GH 和 IGF-1 完全降至正常范围内，实现真正意义上的"内分泌治愈"，此类患者术后往往还需要接受长效生长抑素类似物治疗或伽玛刀等辅助治疗。因此，本例患者经过华山医院神经外科内镜亚专科手术团队的仔细评估，最终采取了神经内镜下肿瘤假包膜外切除 + 选择性海绵窦内侧壁切除。首先采用神经内镜经鼻入路充分磨除鞍底及右侧海绵窦前壁骨质，暴露鞍内部分肿瘤，对其进行假包膜外切除后，见右侧海绵窦内侧壁垂体面较毛糙，考虑海绵窦内侧壁已受到侵犯，因此为了最大限度实现术后内分泌缓解，术者进一步打开海绵窦前壁，控制窦内静脉性出血后，精准离断固定海绵窦内侧壁的下鞍旁韧带和颈内动脉床突韧带，最终完整游离并切除海绵窦内侧壁。手术获得良好效果，术后第 1 日患者即获得内分泌缓解，随访 13 个月提示持续内分泌缓解，未见肿瘤复发。

病例点评

潜在的垂体腺瘤细胞硬膜侵犯是功能性垂体腺瘤术后难以实

笔记

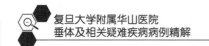

现生化缓解及呈高复发率的重要原因，Oldfiedld 认为海绵窦内侧壁是硬膜侵犯最有可能出现的区域。因此，继假包膜外肿瘤切除理念问世之后，选择性海绵窦内侧壁切除是功能性垂体瘤手术的又一革新性技术。完全切除海绵窦内侧壁是实现功能性垂体瘤术后内分泌缓解的重要因素。美国匹兹堡大学医学中心 Cohen 等认为，影像学上呈垂体瘤侵犯海绵窦表现中的大部分案例，其实是鞍内肿瘤单纯推挤海绵窦而并未形成海绵窦内侧壁的真性突破，该中心通过对 50 例未真性突破海绵窦内侧壁的垂体瘤（其中 35 例为功能性垂体瘤）完成内镜下肿瘤 + 海绵窦内侧壁切除后均获得了满意疗效，功能性垂体瘤的内分泌缓解率达 97%（平均随访时长 30 个月），无功能性垂体瘤随访均未见影像学复发（平均随访时长 16 个月）。日本名古屋大学医学院 Nagata 等和加拿大多伦多大学 Omar 等均从病理学角度为海绵窦内侧壁切除提供了依据。Nagata 对 14 例切除的海绵窦内侧壁进行病理染色后发现，即使术前影像学及术中所见均未提示海绵窦侵犯，显微镜下观察后仍在 57.1% 的海绵窦内侧壁上发现了局部肿瘤细胞侵犯。Omar 等对 14 例切除的海绵窦内侧壁进行病理染色后发现高达 43% 海绵窦内侧壁上存在局部肿瘤细胞侵犯，特别是在 3 例影像学 Knosp 0 级的案例中有 2 例均在显微镜下发现了内侧壁上存在肿瘤细胞侵犯。

为了做到安全有效地切除海绵窦内侧壁，笔者认为需要重点注意以下几个方面。首先，术者需完全熟悉并掌握海绵窦内侧壁相关的解剖学理论知识：覆盖鞍底的硬膜由两层组成，外层的骨膜层硬膜向侧方水平延伸形成海绵窦前壁，内层的脑膜层硬膜于垂体囊侧方向鞍背方向延伸形成海绵窦内侧壁，因此海绵窦内侧壁属于单层硬膜结构。海绵窦内侧壁通过多组鞍旁韧带与海绵窦的其他壁及海绵窦段颈内动脉相连接，美国匹兹堡大学医学中心 Miranda 等将以上鞍旁韧带分为4组，包括了颈内动脉床突韧带、上鞍旁韧带、下鞍旁韧带和后鞍旁韧带。只有在准确识别并切断以上韧带后才能完全游离并切除海绵窦内侧壁及侵犯海绵窦内的肿瘤。其次，安全切除海绵窦内侧壁要求术者具备丰富的鼻颅底内镜手术操作经验：海绵窦内侧壁紧邻海绵窦段颈内动脉，术者需在超声多普勒的引导下仔细识别并保护颈内动脉及其分支，避免不慎损伤颈内动脉后而导致的灾难性后果。另外，由于海绵窦内静脉丰富，海绵窦前壁打开后常常伴随窦内汹涌出血，给术者心态带来较大压力的同时考验术者的内镜下止血技术，此时应使用流体明胶封堵结合脑棉轻柔按压，重复多次直至出血停止，应避免使用双极电凝、电刀以防止热传导直接损伤颈内动脉及海绵窦内的颅神经。

病例提供者：陈政源

点评专家：寿雪飞、王镛斐

参考文献

1. 中国垂体腺瘤协作组 . 中国肢端肥大症诊治共识（2021 版）. 中华医学杂志，2021，101（27）：2115-2126.

2. DICKERMAN R D，OLDFIELD E H. Basis of persistent and recurrent cushing disease：an analysis of findings at repeated pituitary surgery. J Neurosurg，2002，97（6）：1343-1349.

3. FERNANDEZ-MIRANDA J C，GARDNER P A，Rastelli M M JR，et al. Endoscopic endonasal transcavernous posterior clinoidectomy with interdural pituitary

笔记

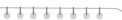
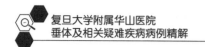
transposition. Journal of Neurosurgery, 2014, 121（1）: 91-99.

4. GIUSTINA A, BARKAN A, BECKERS A, et al. A consensus on the diagnosis and treatment of acromegaly comorbidities: an update. J Clin Endocrinol Metab, 2020, 105（4）: dgz096.

5. LAVRENTAKI A, PALUZZI A, WASS J A, et al. Epidemiology of acromegaly: review of population studies. Pituitary, 2017, 20（1）: 4-9.

6. NAGATA Y, TAKEUCHI K, YAMAMOTO T, et al. Removal of the medial wall of the cavernous sinus for functional pituitary adenomas: a technical report and pathologic significance. World Neurosurgery, 2019, 126: 53-58.

7. OMAR A T 2ND, MUNOZ D G, GOGUEN J, et al. Resection of the medial wall of the cavernous sinus in functioning pituitary adenomas: technical note and outcomes in a matched-cohort study. Clin Neurol Neurosurg, 2020, 106306.

8. SHEN M, TANG Y, SHOU X, et al. Surgical results and predictors of initial and delayed remission for growth hormone-secreting pituitary adenomas using the 2010 consensus criteria in 162 patients from a single center. World Neurosurgery, 2019, 124.

9. TRUONG H Q, LIEBER S, NAJERA E, et al. The medial wall of the cavernous sinus. Part 1: surgical anatomy, ligaments, and surgical technique for its mobilization and/or resection. Journal of Neurosurgery, 2018, 131（1）: 122-130.

第2章
垂体 GH 腺瘤伴家族史 1 例

📋 病历摘要

患者，女性，58 岁。主诉：双手增大 10 年，反复头痛 5 年，加重 2 个月。现病史：患者 2011 年自觉双手增大，手指增粗、鼻子增大、牙缝变宽，2016 年反复出现头痛，未重视。2020 年 11 月头痛加重，头颅 CT 平扫发现鞍区扩大，内见软组织占位影。进一步行垂体增强 MRI 显示鞍区大小约 18 mm×14 mm 的病灶，突破鞍膈向上生长到鞍上池，垂体柄受压左偏（图 2-1）。查随机 GH 为 6.83 ng/mL ↑。为进一步诊疗以"肢端肥大症"于 2021 年 1 月收入院。既往史：有高血压病史 15 年，血压最高达 160/100 mmHg，平日服用厄贝沙坦氢氯噻嗪 1 片 qd，氨氯地平 5 mg qd，美托洛尔缓释片 23.75 mg qd，培哚普利 4 mg qd，诉

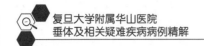

血压控制良好（具体不详）；"冠心病"病史 5 年，2020 年 6 月 4 日外院心脏超声示：左房增大，主动脉窦部增宽，中度主动脉瓣反流；20 年前行"阑尾切除术"；2017—2018 年胃肠镜发现肠息肉，行内镜下黏膜咬除术；无糖尿病病史。家族史：父亲因高血压，脑卒中离世。同胞 3 个，1 妹妹患垂体泌乳素瘤，行两次伽玛刀治疗（具体不详）。入院查体：体温 36.6 ℃，脉搏 72 次/分，呼吸 18 次/分，血压 144/94 mmHg，身高 163 cm，体重 64 kg。皮肤粗糙，鼻头肥大，颧骨高，齿间隙宽，手指粗大，余常规查体无异常发现。入院后查 IGF-1：620 μg/L↑，高糖抑制试验 GH 谷值 6.05 ng/mL↑，诊断肢端肥大症，垂体生长激素腺瘤。垂体—肾上腺轴、垂体—甲状腺轴、垂体—性腺轴激素水平及泌乳素均正常，无尿崩症。查视力、视野无异常。并发症及合并症评估显示存在糖耐量异常、高血压、低骨量、甲状腺结节（TI-RADS 3 类）、心脏舒张功能中度减退及轻度中枢性睡眠呼吸暂停，血脂正常。筛查多发性内分泌腺瘤病主要组分显示降钙素及癌胚抗原正常，甲状旁腺激素及血钙正常，无低血糖症，变肾上腺素及去甲变肾上腺素正常，甲状腺髓样癌、甲状旁腺功能亢进症、胰岛细胞瘤、嗜铬细胞瘤和副神经节瘤依据不足。奥曲肽抑制试验 GH 抑制率 60%。行全外显子基因检测未检测到与临床表现相关的致病突变。给予美托洛尔缓释片 23.75 mg qd、氨氯地平 2.5 mg qd 联合培哚普利 4 mg qd 控制血压，糖耐量异常建议饮食生活方式干预。患者于 2021 年 3 月 5 日接受内镜下经鼻蝶垂体瘤切除术，肿瘤全切。病理：垂体 GH 腺瘤，稀疏颗粒型。免疫组化结果：T-pit（−），ACTH（−），SF-1（−），FSH（−），

LH（－），Pit-1（＋），GH（部分弱＋），PRL（－），TSH（－），Syn（＋），SSTR2a（＋），Ki67（2%＋），P53（＋），CAM5.2（点状＋），ER（－）。术后 1 个月、3 个月、6 个月复查高糖抑制试验 GH 谷值＜ 1.0 ng/mL，IGF-1 均处于年龄匹配正常范围内，垂体增强MRI 无残留病灶（图 2-2）。术后 6 个月停用美托洛尔缓释片，继续原剂量氨氯地平和培哚普利控制血压，血压控制稳定，复查糖耐量试验结果正常，复查心脏超声示舒张功能中度减退，超声示甲状腺结节（TI-RADS 3 类），大小无明显改变。

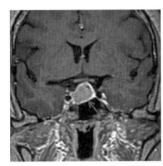
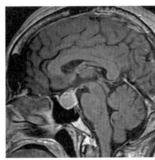

图 2-1　垂体增强 MRI（红色箭头所示为肿瘤所在位置）

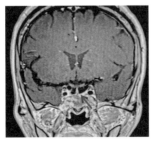
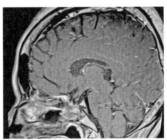

图 2-2　垂体增强 MRI（红色箭头所示原肿瘤位置无残留病灶）

📋 病例分析

患者系中年女性，因肢端肥大表现及头痛在外院行头颅 CT、垂体增强 MRI 及随机 GH 检查，发现鞍区占位和 GH 升高，初步诊断为垂体生长激素腺瘤，为进一步诊治收入我院。入院后首先进一步确认 GH 高分泌，行高糖抑制试验示 GH 谷值 6.05 ng/mL ↑，超过 1 ng/mL，IGF-1 620 μg/L ↑，结合肢端肥大表现及垂体增强 MRI，明确诊断为垂体 GH 腺瘤。明确诊断后评估垂体其他各轴激素水平，结果正常。给予查视力视野明确肿瘤对视交叉的压迫情况，结果正常。给予全面评估肢端肥大的全身并发症：糖耐量试验提示糖耐量异常，血脂检查正常，高血压，低骨量，心脏舒张功能减退，轻度中枢性睡眠呼吸暂停，甲状腺结节。外院肠镜提示结肠息肉。患者既往无糖尿病病史，糖耐量异常考虑继发于肢端肥大症。高血压病史有 15 年，发生早于肢端肥大症状出现时间，结合其高血压家族史，考虑原发性高血压继发加重。患者心脏舒张功能减退，考虑继发于多年高血压，肢端肥大症为加重因素。因患者妹妹有垂体泌乳素瘤，考虑遗传性垂体瘤可能。遗传性垂体瘤可表现为家族性孤立性垂体腺瘤（familial isolated pituitary adenoma，FIPA）或遗传综合征，如多发性内分泌肿瘤 1 型（multiple endocrine neoplasia type 1，MEN1）、多发性内分泌肿瘤 4 型（MEN4）等。因此，对患者进行甲旁亢、甲状腺髓样癌、胰岛细胞瘤、嗜铬细胞瘤、副神经节瘤等筛查，未发现明确依据，考虑 FIPA。进一步行全外显子检测，未发现与临床表现相关的致病突变。给予完善奥曲肽抑制试验预测患者对生长抑素类似物的敏感性，结果显示该患者对奥曲肽欠敏感。给予饮食生活方式干预控制血糖，美托洛尔、培哚普利和氨氯地平控制血压，行经鼻蝶垂体瘤切除术治疗垂体瘤。手术全切肿瘤，术后病理证实为垂体生长激素腺瘤（稀疏颗粒型）。术后规律复查显示生化缓解，其余垂体各轴功能正常，影像学上无病灶残留。术后半年糖耐量恢复正常，高血压药物减少，证实糖耐量异常继发于生长激素腺瘤，高血压考虑原发性继发加重。复查心脏超声与治疗前相比无明显变化，甲状腺结节无明显改变。

病例点评

肢端肥大症（简称肢大）是一种起病隐匿、缓慢进展的内分泌疾病，以循环中高水平的 GH 和 IGF-1 为主要特征。95% 以上的肢大由分泌生长激素的垂体腺瘤所引起，根据临床表现、高 IGF-1 水平、高糖抑制试验 GH 不能抑制、影像学证实垂体占位可明确诊断。过度分泌的 GH 和 IGF-1 造成全身损害，因此对肢大患者应进行全身并发症的评估，包括心血管、呼吸、糖脂代谢、骨骼、视功能等方面的评估，并给予相应处理。垂体 GH 腺瘤的治疗首选手术，本中心通过内镜下经鼻蝶手术，微腺瘤的全切率在 90% 以上，大腺瘤的全切率在 60% ～ 70%。存在手术禁忌证、拒绝手术或为降低存在严重并发症患者的手术风险，可将药物治疗作为一线治疗，随访手术耐受性再考虑手术治疗。术后未能生化缓解者，积极药物治疗和（或）放射治疗，首选立体定向放射治疗。生长抑素类似物是垂体生长激素腺瘤的一线治疗药物，使 40% ～ 70% 的患者达到生化缓解，70% ～ 80% 的患者肿瘤缩小。奥曲肽抑制试验预测生长抑素类似物敏感性的价值仍存在争议，本中心以长效生长抑素类似物治疗 3 个月后 IGF-1 正常或较基线下降 ＞ 50% 定

笔记

义为生化对生长抑素类似物敏感，将肿瘤体积缩小超过20%定义为肿瘤体积对生长抑素类似物敏感，结果显示GH抑制率＞87%和90%分别提示生化敏感和肿瘤体积敏感。放射治疗也是辅助治疗手段之一。常规的分割放疗通常需6个月至2年起效，部分需5～15年达最大疗效。调强放疗5年后74.3%患者IGF-1降至正常范围内，中位缓解时间约36个月。术后未缓解肢大患者，经过药物和（或）放射治疗，50%～70%患者可获缓解。

绝大多数垂体腺瘤为非遗传性，遗传性垂体腺瘤仅占约5%，包括家族性孤立性垂体腺瘤和遗传综合征。本例患者妹妹患泌乳素瘤，无其他肿瘤病史，患者本人经临床排查无其他相关肿瘤依据，考虑FIPA。

FIPA是指2名或2名以上家族成员患有垂体腺瘤，并排除遗传综合征相关的其他肿瘤的情况。FIPA临床表现异质性高，家系内患者垂体腺瘤可为同一亚型（同质性），也可为不同亚型（异质性）。90%的FIPA患者不能检测到已知垂体瘤易感基因突变，约10%为芳香烃类受体相互作用蛋白（AIP）基因突变，＜1%为GPR101突变。AIP突变的FIPA通常呈常染色体显性遗传，但不完全外显，90%以上为GH腺瘤、GH/PRL混合腺瘤或PRL腺瘤；GPR101突变属X连锁显性遗传，100%外显，表现为肢端肥大巨人症。本例患者行全外显子检测未发现临床表现相关的突变，属于突变阴性的FIPA。突变阴性的FIPA遗传模式仍不清楚，可能属于寡基因遗传，其外显率未知，但仍可观察到显著低于AIP突变的FIPA，生长激素腺瘤是其最常见的表型。在由318个AIP和GPR101突变阴性的FIPA家族组成的国际FIPA联盟队列中，

21% 患有同质性肢大（占 146 个同质家族的 46%），32% 患有异质性肢大，即其中至少有一个成员患有肢大（占 172 个异质家族的 58%），其中，29% 为肢大和泌乳素瘤，25% 为肢大和无功能垂体腺瘤（nonfunctional pituitary adenoma，NFPA），4% 为肢大和库欣病。突变阴性 FIPA 通常一个家族只有 2 ～ 3 名患者，平均诊断年龄 38 岁，很少在 18 岁前发病。

与散发性垂体腺瘤相比，FIPA 患者的垂体瘤体积更大，发病年龄更小，侵袭性更高，更容易进展，尤其是 *AIP* 突变的 FIPA 家族。*AIP* 突变的 GH 腺瘤对第一代生长抑素类似物的反应较差，控制生长激素和肿瘤生长较为困难，通常需要多次手术和放疗。然而，第二代生长抑素类似物帕瑞肽可能在 *AIP* 突变的 GH 腺瘤中能有效地控制生长激素和肿瘤体积。突变阴性的 FIPA 患者对生长抑素类似物敏感性及预后仍有待进一步研究。

除 FIPA 外，遗传性垂体瘤还表现为遗传综合征，包括 MEN1（*MEN1*）、MEN4（*CDKN1B*）、副神经节瘤—嗜铬细胞瘤—垂体瘤（3P）综合征（*SDHx*），Carney 综合征（*PRKAR1A*）和 Lynch 综合征（*MSH2* 和 *PMS2*）等。

多发性内分泌腺瘤病是指患者出现 2 个或 2 个以上内分泌腺体肿瘤或增生的疾病，有垂体瘤表型的主要为 MEN1 和 MEN4 两种类型。MEN1 是由肿瘤抑制基因 *MEN1* 突变引起的，垂体腺瘤多与甲状旁腺瘤、胃肠道和胰腺肿瘤等共同发生，其他内分泌肿瘤和非内分泌肿瘤也可能发生。30% ～ 40% 的 MEN1 患者有垂体腺瘤。MEN4 的临床表现与 MEN1 一致，差异在于 MEN4 是由一种参与细胞周期调控的肿瘤抑制基因 *CDKN1B* 突变引起。Carney

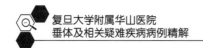

综合征是包括黏液瘤、皮肤色素沉着和内分泌肿瘤的一组综合征，70% 系 *PRKAR1A* 基因的失活突变导致。McCune-Albright 综合征的典型临床表现包括多发性骨纤维发育不良、咖啡—牛奶色素沉着和性早熟，系原癌基因 *GNAS* 突变激活为 gsp 癌基因。垂体受累表现为生长激素过多，常合并高泌乳素血症。

垂体腺瘤虽然绝大多数均为散发，但仍存在遗传性垂体瘤。不同类型的遗传性垂体瘤具有不同的临床特点及治疗建议。因此建议对有垂体瘤或相关综合征疾病家族史、早发垂体瘤及具有提示垂体瘤相关综合征的临床特征的患者进行基因检测。对确定携带者的家族成员进行临床筛查。

病例提供者：曾芳芳、曹晓运
点评专家：王镛斐、叶红英

参考文献

1. 中国垂体腺瘤协作组 . 中国肢端肥大症诊治共识（2021 版）. 中华医学杂志，2021，101（27）：2115-2126.

2. ALREZK R，HANNAH-SHMOUNI F，STRATAKIS C A. MEN4 and CDKN1B mutations: the latest of the MEN syndromes. Endocr Relat Cancer，2017，24（10）：T195-T208.

3. BECKERS A，FERNANDES D，FINA F，et al. Paleogenetic study of ancient DNA suggestive of X-linked acrogigantism. Endocr Relat Cancer，2017，24（2）：L17-L20.

4. COOPMANS E C，KORBONITS M. Molecular genetic testing in the management of pituitary disease. Clin Endocrinol，2022：1-12.

5. MARQUES N V，KASUKI L，COELHO M C，et al. Frequency of familial pituitary adenoma syndromes among patients with functioning pituitary adenomas in a reference outpatient clinic. J Endocrinol Invest，2017，40：1381-1387.

6. VASILEV V, DALY A F, TRIVELLIN G, et al. Hereditary endocrine tumours: current state-of-the-art and research opportunities: the roles of AIP and GPR101 in familial isolated pituitary adenomas (FIPA). Endocr Relat Cancer, 2020, 27 (8): T77-T86.

7. VIERIMAA O, GEORGITSI M, LEHTONEN R, et al. Pituitary adenoma predisposition caused by germline mutations in the AIP gene. Science, 2006, 312 (5777): 1228-1230.

8. WANG M, SHEN M, HE W, et al. The value of an acute octreotide suppression test in predicting short-term efficacy of somatostatin analogues in acromegaly. Endocr J, 2016, 63 (9): 819-834.

笔记

第3章
孤立性垂体双腺瘤2例

病历摘要

患者1，女性，23岁。主诉：闭经2年。现病史：患者于2018年6月出现月经紊乱，继而出现停经，无外貌改变。2019年于外院查泌乳素（prolactin，PRL）升高（具体不详），查MRI提示鞍区占位，垂体瘤可能。予溴隐亭15 mg/d口服。治疗期间查PRL最低226.2 ng/mL↑，月经未恢复。2021年9月复查MRI（图3-1）提示病灶较前略增大，偏左侧，约1.7 cm×1.7 cm×1.5 cm，压迫视交叉；垂体信号偏右侧，其下方可见一弱强化的小结节，约0.6 cm×0.6 cm×0.6 cm。查血PRL 659.5 ng/mL↑，卵泡刺激素（follicle stimulating hormone，FSH）3.55 IU/L，黄体生成素（luteinizing hormone，LH）2.29 IU/L，雌二醇（E_2）

54.2 pmol/L，黄体酮 0.4 nmol/L，皮质醇 3.71 μg/dL，促肾上腺皮质激素（adrenocorticotropic hormone，ACTH）21.7 pg/mL，GH 3.75 ng/mL，IGF-1 321 μg/L，促甲状腺激素（thyroic stimulating hormone，TSH）1.36 mIU/L，游离甲状腺素（FT$_4$）16.2 pmol/L，游离三碘甲状腺原氨酸（FT$_3$）6.27 pmol/L，尿比重 1.017。无家族性垂体瘤和多发性内分泌性腺瘤综合征病史。诊断为：①鞍区多发占位（垂体瘤）；②高泌乳素血症（溴隐亭不敏感）。于 2021 年 9 月在我院神经外科全麻下行内镜下经鼻入路鞍区肿瘤切除术，手术顺利，术中探及不连续的肿瘤 2 枚，切除之，病理为：①（左侧）垂体 PRL 型腺瘤；②（右侧）垂体 GH 腺瘤，稀疏颗粒型，伴少量 PRL 表达（图 3-2）。根据病理，诊断为孤立性垂体双腺瘤。术后第一天查血 PRL 9.4 ng/mL，GH 1.89 ng/mL，IGF-1 345 μg/L，常规予口服醋酸可的松生理剂量替代。术后 1 个月查血 PRL 18.6 ng/mL，FSH 1.34 IU/L，LH 5.27 IU/L，E$_2$ 786.4 pmol/L，黄体酮 15.4 nmol/L，晨皮质醇 14.86 μg/dL，GH 0.97 ng/mL，IGF-1 372 μg/L ↑，TSH 2.81 mIU/L，FT$_4$ 15.9 pmol/L，FT$_3$ 7.39 pmol/L ↑，予停用醋酸可的松。术后 3 个月复查 MRI 提示正常垂体形态饱满，2 枚肿瘤信号消失（图 3-3）。查血 PRL 10.85 ng/mL，FSH 4.57 IU/L，LH 12.96 IU/L，E$_2$ 209.5 pmol/L，黄体酮 1.8 nmol/L，TSH 1.22 mIU/L，FT$_4$ 14.9 pmol/L，FT$_3$ 5.28 pmol/L，GH 3.93 ng/mL，IGF-1 323.7 μg/L。患者月经已恢复。

笔记

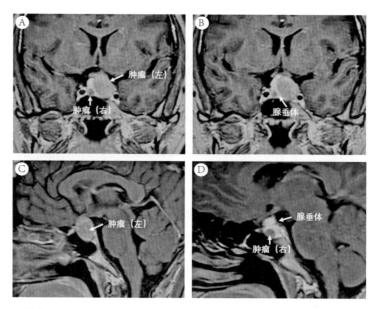

A、B：冠状位 T₁ 增强 MRI 显示两枚肿瘤被正常腺垂体组织间隔；C、D：矢状位 T₁ 增强
MRI 显示两枚肿瘤。

图 3-1　术前 MRI（患者 1）

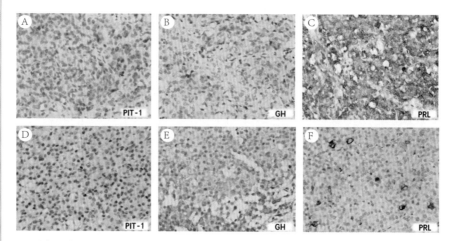

A：左侧肿瘤 PIT-1 染色（＋）；B：左侧肿瘤 GH 染色（−）；C：左侧肿瘤 PRL 染色（＋）；
D：右侧肿瘤 PIT-1 染色（＋）；E：右侧肿瘤 GH 染色（＋）；F：右侧肿瘤 PRL 染色（±）。

图 3-2　免疫组化染色（患者 1，×400）

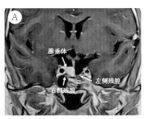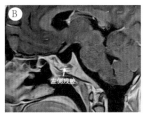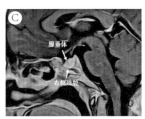

A：冠状位 T₁ 增强 MRI 显示两枚肿瘤全切除，腺垂体保留；B、C：矢状位 T₁ 增强 MRI 显示两枚肿瘤全切除，腺垂体保留。

图 3-3　术后 3 个月 MRI（患者 1）

患者 2，女性，60 岁。主诉：鼻唇增厚 10 余年、指关节痛 1 年。现病史：患者于 10 余年前逐渐出现面容改变、鼻唇增厚、眉弓突出、前额及下颌突出、皮肤增厚、手足增大，未予重视。近 1 年来出现双手近端指关节痛，至外院检查风湿指标未见明显异常（具体不详）。2021 年 7 月行 MRI 检查（图 3-4），见鞍区不规则形态占位，偏右侧的病灶突入蝶窦，大部分呈囊性变，约 2.4 cm × 2.1 cm × 2.0 cm，偏左侧的病灶压迫左侧海绵窦，少许囊性变，约 2.0 cm × 1.5 cm × 1.0 cm，两病灶间可见正常垂体信号。查血 GH 基础值 23.11 ng/mL ↑、谷值 20.8 ng/mL ↑，IGF-1 438 μg/L ↑，PRL 32.88 ng/mL ↑，晨皮质醇 10.76 μg/dL、小剂量 ACTH 兴奋后最高点 21.41 μg/dL，ACTH 28.0 pg/mL，TSH 1.09 mIU/L，FT₄ 13.9 pmol/L，FT₃ 5.1 pmol/L，尿渗透压 304 Mosm/kg H₂O。无家族性垂体瘤和多发性内分泌性腺瘤综合征病史。诊断为：垂体 GH 型腺瘤、肢端肥大症。合并症筛查见继发性高血压、轻中度混合性睡眠呼吸暂停综合征、结肠多发息肉、双侧甲状腺结节、肝囊肿、胆囊息肉、双侧肾囊肿、胃体胃窦多发息肉样增生。于 2021 年 8 月在我院神经外科全麻下行内镜下经鼻入路鞍区肿瘤切除术，手术顺利，术中探及不连续的肿瘤 2 枚，切除之，病理为：

①（右侧）垂体腺瘤，转录因子 T-PIT 阳性；②（左侧）垂体 GH 腺瘤（80% 致密颗粒型 +20% 稀疏颗粒型），伴部分 TSH 表达（图 3-5）。根据病理，诊断为孤立性垂体双腺瘤。术后第 1 天查血 GH 0.54 ng/mL，常规予口服醋酸可的松生理剂量替代。术后 1 个月查血 GH 基础值 1.81 ng/mL、谷值 0.82 ng/mL，IGF-1 155 μg/L，血 PRL 12.3 ng/mL，晨皮质醇 11 μg/dL、小剂量 ACTH 兴奋后最高点 20.93 μg/dL，TSH 0.94 mIU/L，FT_4 16.2 pmol/L，FT_3 4.27 pmol/L，予停用醋酸可的松。术后 6 个月复查 MRI（图 3-6）提示肿瘤信号消失。查血 GH 基础值 0.7 ng/mL、谷值 0.49 ng/mL，IGF-1 132 μg/L，PRL 13.82 ng/mL，晨皮质醇 13.14 μg/dL，TSH 0.87 mIU/L，FT_4 15 pmol/L，FT_3 4.38 pmol/L，尿比重 1.013。判定为垂体 GH 型腺瘤术后生化缓解。

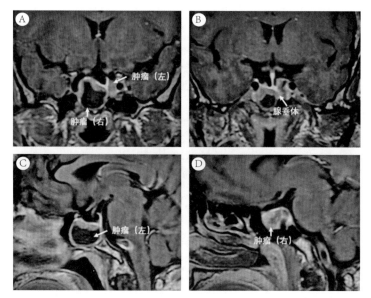

A、B：冠状位 T_1 增强 MRI 显示两枚肿瘤被正常腺垂体组织间隔，右侧肿瘤有明显的囊性变，左侧肿瘤少许囊性变；C、D：矢状位 T_1 增强 MRI 显示两枚肿瘤，右侧肿瘤有明显的囊性变。

图 3-4 术前 MRI（患者 2）

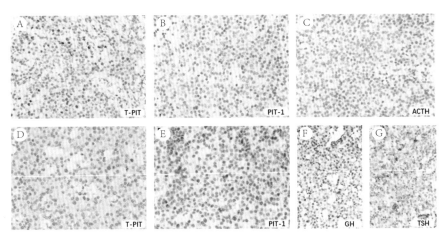

A：右侧肿瘤 T-PIT 染色（＋）；B：右侧肿瘤 PIT-1 染色（－）；C：右侧肿瘤 ACTH 染色（－）；

D：左侧肿瘤 T-PIT 染色（－）；E：左侧肿瘤 PIT-1 染色（＋）；F：左侧肿瘤 GH 染色（＋）；

G：左侧肿瘤 TSH 染色（＋）。

图 3-5　免疫组化染色（患者 2，×400）

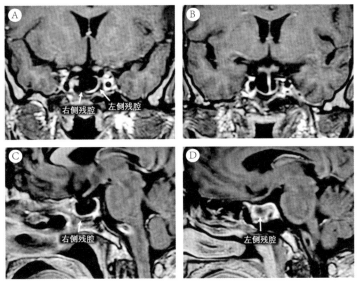

A、B：冠状位 T_1 增强 MRI 显示肿瘤全切除；C、D：矢状位 T_1 增强 MRI 显示肿瘤全切除。

图 3-6　术后 6 个月 MRI（患者 2）

病例分析

病例 1 系青年女性，闭经 2 年，查血 PRL 明显升高，MRI 见

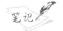

鞍区占位，既往无干扰多巴胺受体的其他药物使用史，垂体 PRL 型腺瘤的诊断明确。长期口服最大安全剂量溴隐亭后，闭经症状无改善，复查血 PRL 未降至正常，MRI 见肿瘤较前略增大，提示对溴隐亭不敏感，手术指征明确。术前 MRI 见鞍区偏左侧最大径 1.7 cm 的肿瘤信号，T_1W 等低信号，增强后呈不均匀强化；正常垂体位于右侧，内有一枚直径 0.6 cm 的占位灶，T_1W 等低信号、增强后呈弱强化。根据 MRI 表现，左侧病灶符合典型的垂体瘤表现，但右侧垂体内部的病灶，增强后的强化程度较左侧病灶低，鉴别诊断需考虑垂体微腺瘤和 Rathke 囊肿，术中需仔细探查，不遗漏。手术在全麻内镜下进行，患者取仰卧位，上半身抬高约 20°，头右旋约 15°。自蝶窦自然口下缘水平切开鼻中隔黏膜以保留蝶腭动脉至鼻中隔的血供，折断骨性鼻中隔，切除蝶骨嘴，扩大暴露蝶窦前壁，进入蝶窦腔后，磨除窦腔内的分隔，显露鞍底，并定位鞍结节、视神经管、外侧视神经颈内动脉隐窝、斜坡旁颈内动脉、斜坡隐窝等结构，打开鞍底骨窗，上方至前海绵间窦、下方至下海绵间窦、两侧至海绵窦。依次切开鞍底硬膜和垂体囊，首先显露位于左侧的肿瘤（图 3-7A），色灰黄、质地坚韧、血供中等、与瘤周（特别是左侧海绵窦内侧壁粘连较紧密），符合溴隐亭治疗后的垂体 PRL 型腺瘤表现，瘤内减压后，沿肿瘤边界全切之（图 3-7B）。正常垂体位于右侧，根据术前 MRI 上第二枚肿瘤的定位，切开垂体，找到肿瘤（图 3-7C），呈灰白色、质地软、血供中等，瘤内减压后，沿假包膜界面全切除之（图 3-7D）。将两枚肿瘤单独送病理，结果证实为孤立性垂体双腺瘤。其中，左侧肿瘤为引起患者症状的溴隐亭不敏感垂体 PRL 型腺瘤；由于该患者无肢端肥大症的相关症状、体征，IGF-1 正常，因此，右侧肿瘤考虑为静默型垂体 GH 型腺瘤。

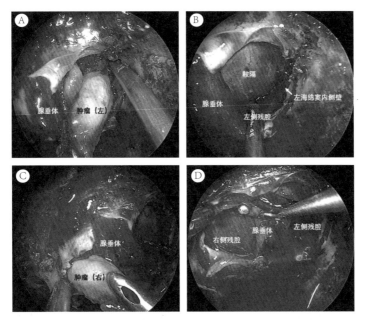

A：显露左侧肿瘤，沿肿瘤边界切除之；B：左侧肿瘤切除后，见残腔右侧的垂体界面完整；C：切开垂体，显露右侧肿瘤，沿假包膜界面切除之；D：右侧肿瘤切除后显露残腔及腺垂体。

图 3-7　术中高清内镜图像（病例 1）

病例 2 系老年女性，典型的肢端肥大症症状和体征，口服 75 g 葡萄糖后 GH 谷值＞ 1 ng/mL，IGF-1 高于正常上限，MRI 见垂体占位，垂体 GH 型腺瘤诊断明确，手术指征明确。MRI 见鞍区不规则形态占位，右侧和左侧各有囊实性病灶，两病灶间可见正常垂体信号。术中需仔细探查，确保将两处病灶切除，否则肢端肥大症不易缓解。手术在全麻内镜下进行，患者体位和鼻腔、鼻窦、鞍底暴露同病例 1。首先切开突向蝶窦腔的右侧病灶（图 3-8A），见肿瘤呈灰红色、质地软、血供中等、伴囊变，分块吸除肿瘤后，在左侧垂体面分离假包膜，逐步向上方和右侧游离后切除，并尽

25

量切除鞍底硬膜，然后探查右侧海绵窦内侧壁尚完整、光滑、伴海绵窦静脉性涌血，右侧病灶切除后以明胶海绵压迫止血（图3-8B）。仔细探查，见瘤腔左侧垂体界面光整（图3-8B），进一步切开垂体和左侧鞍底硬膜，见第二枚肿瘤（图3-8C），与右侧肿瘤不连续，呈灰白色、质地软、血供中等、囊变不明显，分块吸除肿瘤后，探查见假包膜不明显，予以扩大切除鞍底硬膜和与右侧病灶交界的少许垂体组织，进一步探查左侧海绵窦方向，见内侧壁尚完整，少许肿瘤与内侧壁粘连较紧密，予以剔除后电凝内侧壁（图3-8D）。将两枚肿瘤单独送病理，结果证实为孤立性垂体双腺瘤。其中，左侧肿瘤为引起患者症状的垂体 GH 型腺瘤，右侧为静默型 ACTH 型腺瘤。

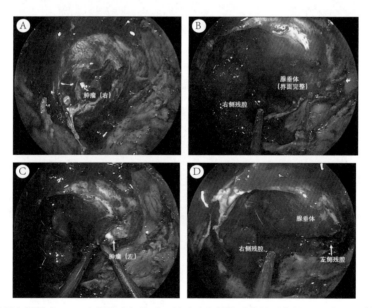

A：显露右侧肿瘤；B：右侧肿瘤切除后，见残腔左侧的垂体界面完整；C：切开垂体，显露左侧肿瘤；D：左侧肿瘤切除后显露双侧残腔及两者间的腺垂体。

图 3-8　术中高清内镜图像（病例 2）

病例点评

　　垂体双腺瘤或多发腺瘤，是指位于同一腺垂体内的 2 个或多个不同的垂体腺瘤。1991 年，Kontogeorgos G 等首次报道了在尸检的系列研究中发现的 44 例多发垂体瘤（16 例双腺瘤、4 例三发腺瘤）。次年，该团队首次报道了在外科手术的系列研究中发现的 11 例垂体双腺瘤。总体来说，垂体双腺瘤的发生率非常低，临床发生率介于 0.4% ～ 1.3%，尸检发生率约为 0.9%。一般来说，垂体双腺瘤同时诊断的居多，而分次诊断的较少。垂体双腺瘤的病因仍然不明。它们可能起源于偶然发生的两个不同细胞遗传谱系的单克隆成分，或者起源于未分化的干细胞克隆扩增所经历的多向分化的两种不同的病变。有报道指出部分双腺瘤患者同时亦有 MEN1 或家族性垂体瘤史，但目前尚未发现 *AIP* 基因突变和双腺瘤或多发腺瘤相关。

　　影像学上，垂体双腺瘤可分为连续性双腺瘤和孤立性双腺瘤。连续性双腺瘤表现为 2 枚不同信号的肿瘤紧密相邻，或影像学上表现为一个肿瘤，切除后经病理检测发现实为 2 个不同类型的肿瘤。然而，由于外科手术一般采用分块切除，且大部分肿瘤已通过吸引器吸除，肉眼下亦无法区分不同的肿瘤成分从而有意识地分开送病理检测，因此，该类型的双腺瘤易漏诊或与混合型腺瘤混淆。孤立性双腺瘤表现为垂体内不同区域发生的 2 个肿瘤，两者之间被正常垂体所阻隔，甚至有报道发现第二枚肿瘤位于垂体柄内；手术过程中亦可见 2 枚肿瘤分别占据独立的空间，两者间有完整的垂体界面形成的屏障，若非仔细探查，易遗漏。该类型的双腺瘤，在外科手术中可有意识地分开送病理检测，较易诊断。本报道中的 2 个病例，均属于孤立性垂体双腺瘤。

关于孤立性垂体双腺瘤好发的病理类型，Ogando-Rivas E 等对 1975—2016 年报道的 17 例双腺瘤进行的荟萃分析发现，GH 腺瘤的发生率较高，其次是 ACTH 腺瘤。此外，患者的年龄范围在 22～67 岁，女性更常见。双腺瘤中的 ACTH 腺瘤，在临床上也可表现为静默型。在尸检中，静默型 PRL 腺瘤最常见，其次为静默型 ACTH 腺瘤、静默型 GH 腺瘤和促性腺激素型腺瘤。本组病例 1 表现为功能性的 PRL 腺瘤合并静默型 GH 腺瘤，病例 2 表现为功能性的 GH 腺瘤合并静默型 ACTH 腺瘤，2 例均为女性，与文献报道相符。

虽然连续性双腺瘤易于漏诊，但其外科手术相对较简单，按常规垂体瘤处理即可。然而，孤立性双腺瘤由于两处病灶间存在正常腺垂体组织的分隔，对外科手术提出了更高的要求。若患者系功能性腺瘤，如肢端肥大症或库欣病，则更需对两处病灶仔细探查并完整切除，因为遗留的病灶可能是引起患者症状的功能性腺瘤，往往导致术后不缓解，需再次手术。因此，对于功能性腺瘤，若术中判断切除较满意但术后仍未缓解，需考虑孤立性双腺瘤的可能性。就手术而言，术前对影像学检查的仔细阅片和术中的仔细探查非常重要。由于切除一侧肿瘤后的瘤腔是外观完整的正常腺垂体组织，因此，需结合术前 MRI 对第二枚肿瘤进行定位，切开垂体组织后探查。对于残存垂体较饱满而第二枚肿瘤较小的病例，寻找第二枚肿瘤存在一定的困难，可结合神经导航进行定位。

总而言之，孤立性垂体双腺瘤临床上较为罕见，术前高质量的 MRI 图像、仔细读片、术中仔细探查，对提高全切率具有重要作用。对于功能性垂体腺瘤，如肢端肥大症和库欣病，更需仔细读片以明确是否存在双腺瘤的可能。对于两处不连续的病灶，应单独送检病理以提高双腺瘤的诊断率。

病例提供者：沈明

点评专家：王镛斐、李士其

参考文献

1. IACOVAZZO D，BIANCHI A，LUGLI F，et al. Double pituitary adenomas. Endocrine，2013，43（2）：452-457.

2. KONTOGEORGOS G，THODOU E. Double adenomas of the pituitary：an imaging，pathological，and clinical diagnostic challenge. Hormones（Athens），2019，18（3）：251-254.

3. OGANDO-RIVAS E，ALALADE A F，BOATEY J，et al. Double pituitary adenomas are most commonly associated with GH- and ACTH-secreting tumors：systematic review of the literature. Pituitary，2017，20（6）：702-708.

4. PU J，WANG Z，ZHOU H，et al. Isolated double adrenocorticotropic hormone-secreting pituitary adenomas：a case report and review of the literature. Oncol Lett，2016，12（1）：585-590.

5. ROBERTS S，BORGES M T，LILLEHEI K O，et al. Double separate versus contiguous pituitary adenomas：MRI features and endocrinological follow up. Pituitary，2016，19（5）：472-481.

6. ZIELINSKI G，MAKSYMOWICZ M，PODGORSKI J，et al. Double，synchronous pituitary adenomas causing acromegaly and Cushing's disease. A case report and review of literature. Endocr Pathol，2013，24（2）：92-99.

7. ZIELINSKI G，SAJJAD E A，MAKSYMOWICZ M，et al. Double pituitary adenomas in a large surgical series. Pituitary，2019，22（6）：620-632.

第4章
巨大侵袭性垂体 PRL+GH 腺瘤卡麦角林治疗过程中脑脊液漏1例

病历摘要

患者，男性，25岁。主诉：头痛伴视物模糊6个月余。现病史：患者自2020年6月无诱因下出现视物模糊，进行性加重，至当地医院眼科就诊，行视野检查提示双颞侧视野缺损，进一步查垂体 MRI 增强：鞍区巨大占位，累及视交叉和斜坡，包绕双侧海绵窦，侵袭性垂体巨腺瘤可能。2020年11月于华山医院就诊，眼科检查 Vos 0.8，Vod 0.7，双颞侧视野偏盲；查血 PRL > 470 ng/mL ↑，随机 GH：4.42 ng/mL ↑，75 g 高糖抑制试验不可被抑制（GH 谷值 1.14 ng/mL ↑），胰岛素样生长因子-1：316.0 μg/L；8AM 血皮质醇：4.08 μg/dL ↓，FT$_4$：10.50 pmol/L ↓，TSH：2.30 mIU/L，睾酮：0.79 nmol/L ↓，FSH：0.45 IU/L ↓，LH：0.20 IU/L ↓。诊断考虑为：①侵袭性巨大垂体多激素腺瘤（GH+PRL 型）；②垂体前叶功能减退症（肾上腺皮质轴、甲状腺轴、性腺轴）。患者在内分泌科医生指导下口服卡麦角林治疗（1.5 mg，biw）并予以氢化可的松（10 mg，qd）及优甲乐（25 μg，qd）口服替代。1 个月后复查垂体 MRI 增强（图 4-1）提示肿瘤较服药前明显缩小且视力有改善，考虑卡麦角林疗效敏感，遂继续接受卡麦角林治疗（1.75 mg，biw）。治疗 2 个月后，患者突发晨起无明显诱因下鼻腔持续溢出清亮液体，低头时流量明显增大，复查垂体 MRI 增强（图 4-2）：垂体瘤较前进一步减小；空蝶鞍。华山医院神经外科内镜亚专科团队仔细讨论后，考虑此例患者为因卡麦角林治疗后肿瘤体积缩小过快而导致脑脊液鼻漏。遂于 2021 年 2 月 24 日于华山医院神经外科行内镜经鼻垂体瘤切除术＋颅底重建术。手术顺利，术后患者视力好转，眼科复查：Vos 1.0，Vod 1.0，右眼颞下视野少量暗点。鼻腔无清液滴出，术后第 1 天 PRL 降低至 148.4 ng/mL，复查垂体 MRI 增强（图 4-3）：双侧海绵窦少量残瘤，术后病理：垂体 PRL+GH 型腺瘤，T-pit（－），ACTH（－），SF-1（±），FSH（±），LH（－），Pit-1（＋），GH（部分＋），PRL（＋），TSH（－），Syn（＋），SSTR2a（－），Ki67（2%＋），P53（弱＋），CAM5.2（少＋），ER（部分＋）。患者术后恢复可，出院 1 个月后遵医嘱恢复卡麦角林（1.5 mg，biw）治疗，治疗半年后（2021 年 9 月）再次出现鼻腔溢液，遵我院内分泌科医生指导行卡麦角林减量（1 mg，biw）后鼻腔再无清液滴出，遂长期服用。末次（2021 年 11 月）复查垂体 MRI 增强（图 4-4）提示双侧海绵窦残瘤持续缩小，复查 PRL：47.71 ng/mL ↑，75 g 高糖抑制试验 GH 谷值 0.19 ng/mL，垂体肾

笔记

上腺皮质轴及甲状腺轴功能正常并停止氢化可的松及优甲乐替代治疗（8AM 血皮质醇：8.61 μg/dL，FT_4：13.10 pmol/L），睾酮 0.714 nmol/L ↓。

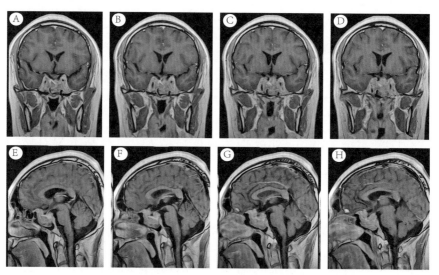

A ～ D：冠状位 T_1 增强 MRI 显示肿瘤形态不规则，侵犯双侧海绵窦；E ～ H：矢状位 T_1 增强 MRI 显示部分空蝶鞍。

图 4-1　药物治疗后 1 个月 MRI

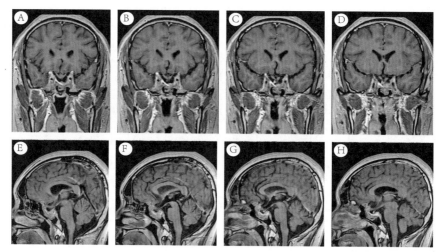

冠状位（A ～ D）和矢状位（E ～ H）T_1 增强 MRI 显示肿瘤进一步缩小、空蝶鞍增大。

图 4-2　药物治疗后 3 个月 MRI

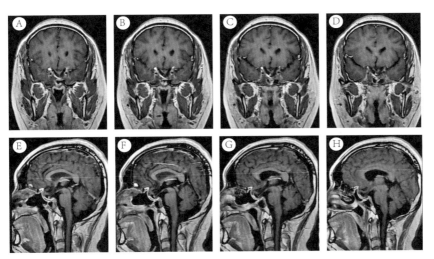

冠状位（A～D）和矢状位（E～H）T₁增强 MRI 显示肿瘤次全切除，带蒂鼻中隔黏膜瓣显影良好。

图 4-3　术后第一天 MRI

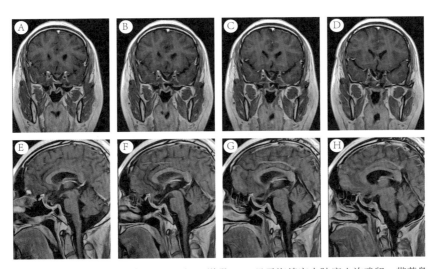

冠状位（A～D）和矢状位（E～H）T₁增强 MRI 显示海绵窦内肿瘤少许残留，带蒂鼻中隔黏膜瓣显影良好。

图 4-4　术后 9 个月 MRI

病例分析

此病例属侵袭性巨大垂体多激素腺瘤（PRL+GH），结合激素

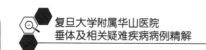
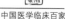
水平和病理染色判断以 PRL 为主。PRL 型垂体瘤是最常见的功能性垂体瘤亚型，肿瘤过度分泌 PRL 引起中枢性垂体—性腺轴功能减退，导致男性患者出现性欲减退、性功能下降、不育，女性患者主要表现为月经紊乱、停经、溢乳、不孕。大腺瘤还会产生占位效应，导致头痛、视力下降或垂体功能不同程度的减退。多巴胺受体激动剂（dopamine agonist，DA）类药物如溴隐亭、卡麦角林能使绝大多数患者 PRL 水平降至正常的同时显著缩小肿瘤体积，因此目前国内外诊疗指南均建议将药物治疗作为 PRL 型垂体瘤的一线治疗方案。只有在患者服药后出现药效不敏感、胃肠道不良反应无法耐受、肿瘤卒中伴视力急剧下降、脑脊液鼻漏等情况时，才可考虑手术治疗。近年来随着微创神经外科及内镜成像技术的迅猛发展和神经导航、神经电生理监测及动脉超声多普勒的广泛应用，神经内镜经鼻入路对于切除垂体瘤已展示出独特优势，手术适应证不断扩大，成为 PRL 型垂体瘤患者除药物治疗之外的又一理想选择。

　　本病例复杂性首先在于治疗策略的及时转换。患者接受卡麦角林治疗后出现脑脊液鼻漏，若仍坚持药物治疗，势必会进一步增加脑脊液鼻漏症状，导致细菌性脑膜炎、脑室炎等颅内感染风险增高，对患者生命健康产生严重危害。最终，经过华山医院神经外科内镜亚专科手术团队的仔细评估，对本病例实施内镜经鼻手术，术中见肿瘤突破鞍底硬膜和骨质，侵入蝶窦腔，质硬，血供丰富，考虑服药后肿瘤硬化改变，最终予以次全切除，两侧海绵窦少量残瘤未予强行切除，术中未见明显脑脊液漏口，仔细探查后见鞍结节骨质缺损，鞍结节硬膜菲薄，可能存在隐形渗漏，遂使用胶原蛋白海绵（collagen sponge）、自体脂肪、自体阔筋膜、带蒂鼻中隔黏膜瓣重建颅底，碘仿纱条外部支撑 2 周，手术过程顺利。术后患者自觉鼻腔溢液停止，提示手术效果满意。

此类患者有两种方案可供选择：停药后保守观察或经鼻手术切除肿瘤＋颅底重建。捷克查尔斯大学 Česák 等对 2 例脑脊液漏患者予停用卡麦角林、保守治疗后发现脑脊液漏停止，观察 1 个月后重启卡麦角林治疗未再次出现脑脊液鼻漏。然而，由于保守治疗效果不确切、颅内感染风险高、部分患者可能再次出现脑脊液漏，因此，目前本学科主流观点还是认为应积极手术。本例选择手术的原因主要考虑到以下因素：首先，积极经鼻手术仔细探查有利于寻找并及时修补潜在漏口，将因颅内外沟通所导致的感染风险降到最低；其次，男性 PRL 型垂体瘤属难治性垂体瘤，肿瘤侵袭程度高，生长速度快，药物治疗效果亦不及女性，而通过积极手术减瘤有助于提高患者对 DA 的敏感性，降低用药剂量及相关并发症的发生率。但应注意的是，大部分的 PRL 型垂体瘤接受 DA 治疗后其质地会逐渐变硬导致手术难度增大，因此不能盲目追求肿瘤全切除而损伤颅内重要神经血管，考虑到本例患者对卡麦角林疗效反应良好，应该在肿瘤部分切除的基础上进行长期卡麦角林维持治疗，最大限度上降低不必要的手术风险。

本病例复杂性其次在于如何选择重启卡麦角林治疗的时机及处理方案。本例患者术后 1 个月重启卡麦角林治疗后再次出现脑脊液鼻漏，而当药物剂量减半后症状消失，提示重启卡麦角林的时机应安排在术后 2 ～ 3 个月，待颅底修补组织完全愈合，从小剂量开始逐渐上升到治疗剂量，最大限度预防脑脊液漏的再次出现。

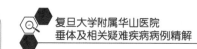

病例点评

巨大侵袭性 PRL 型垂体瘤占所有 PRL 型垂体瘤的 1% ~ 5%，多见于男性，根据文献报道男女比例约为 9 ∶ 1。DA 治疗后脑脊液鼻漏主要见于广泛侵袭颅底结构如鞍结节、鞍底、蝶窦的 PRL 型垂体巨腺瘤，是一种少见但却相当危险的并发症，文献报道其发生率约为 6.1%，多见于男性患者。其发生机制目前认为是由于肿瘤破坏颅底骨质、硬膜后形成"瓶塞"样填塞局部缺损区域，当 DA 疗效敏感导致肿瘤快速减小后显露局部缺损区域，此时颅内外通过缺损区域沟通，患者出现脑脊液鼻漏症状，导致颅内感染风险增高。目前，尚缺乏预测 DA 治疗后脑脊液鼻漏的敏感预测指标。

美国南加州大学 Lam 等对 36 例接受 DA 治疗后出现脑脊液鼻漏的 PRL 型垂体瘤患者进行文献综述后发现，其中 66.7% 的案例见于溴隐亭治疗，平均肿瘤直径 3.6 cm，94% 为侵袭性肿瘤，鼻漏多发生在治疗后 3 天至 4 个月，个别病例最晚可发生在药物治疗后的 17 个月。国内鲍有园等报道了 3 例溴隐亭治疗后出现脑脊液鼻漏的案例，肿瘤均为巨大侵袭性 PRL 瘤，通过经鼻手术部分切除肿瘤＋脑脊液漏修补后均获得满意疗效，患者术后长期口服溴隐亭治疗，均未再次出现脑脊液鼻漏。韩国首尔大学医学院 Kim 等报道了 7 例卡麦角林治疗后出现脑脊液鼻漏的巨大 PRL 型垂体瘤案例，发现脑脊液鼻漏好发于男性（85.7%）且多出现在服药后的前 2 个月。Česák 等通过对 1980—2017 年接受 DA 治疗后出现脑脊液鼻漏的 60 例 PRL 型垂体瘤患者进行文献综述后同样

笔记

发现多见于男性（67.9%）。

综上所述，对于巨大侵袭性 PRL 型垂体瘤，特别是男性、垂体 MRI 增强见肿瘤广泛侵袭颅底的患者，开始 DA 治疗前需详细告知患者服药后脑脊液漏的风险，一旦出现脑脊液漏，应立即停药并积极手术，避免颅内外持续沟通而导致颅内感染。

病例提供者：陈政源

点评专家：寿雪飞、叶红英、王镛斐

参考文献

1. 鲍有园，吴虓，丁函，等 . 巨大侵袭性泌乳素腺瘤溴隐亭治疗后并发脑脊液漏 3 例报道并文献复习 . 中国临床神经外科杂志，2021，26（11）：862-865.

2. 中国垂体腺瘤协作组 . 中国垂体催乳素腺瘤诊治共识（2014 版）. 中华医学杂志，2014，94（31）：2406-2411.

3. 中国垂体腺瘤协作组，中华医学会神经外科学分会 . 中国难治性垂体腺瘤诊治专家共识（2019）. 中华医学杂志，2019，99（19）：1454-1459.

4. CASANUEVA F F, MOLITCH M E, SCHLECHTE J A, et al. Guidelines of the Pituitary Society for the diagnosis and management of prolactinomas. Clin Endocrinol （Oxf）, 2006, 65（2）：265-273.

5. DUSKIN-BITAN H, SHIMON I. Prolactinomas in males：any differences? Pituitary, 2020, 23（1）：52-57.

6. DE LACY P, BENJAMIN S, DIXON R, et al. Is surgical intervention frequently required for medically managed macroprolactinomas? A study of spontaneous cerebrospinal fluid rhinorrhea. Surg Neurol, 2009, 72（5）：461-463；discussion 463.

7. KIM H K, HONG J W, MOON J H, et al. Efficacy and cerebrospinal fluid rhinorrhea after cabergoline treatment in patients with bioactive macroprolactinoma. Cancers（Basel）, 2021, 13（21）：5374.

8. LAM G, MEHTA V, ZADA G. Spontaneous and medically induced cerebrospinal

fluid leakage in the setting of pituitary adenomas: review of the literature. Neurosurg Focus, 2012, 32（6）: E2.

9. MOLITCH M E. Diagnosis and treatment of pituitary adenomas: a review. Jama, 2017, 317（5）: 516-524.

10. MELMED S, CASANUEVA F F, HOFFMAN A R, et al. Diagnosis and treatment of hyperprolactinemia: an endocrine society clinical practice guideline. J Clin Endocrinol Metab, 2011, 96（2）: 273-288.

11. SULIMAN S G, GURLEK A, BYRNE J V, et al. Nonsurgical cerebrospinal fluid rhinorrhea in invasive macroprolactinoma: incidence, radiological, and clinicopathological features. J Clin Endocrinol Metab, 2007, 92（10）: 3829-3835.

12. Shimon I. Giant Prolactinomas. Neuroendocrinology, 2019, 109（1）: 51-56.

13. ČESÁK T, POCZOS P, ADAMKOV J, et al. Medically induced CSF rhinorrhea following treatment of macroprolactinoma: case series and literature review. Pituitary, 2018, 21（6）: 561-570.

第5章
联合入路治疗多次复发的巨大复杂性垂体腺瘤1例

📋 病历摘要

患者，男，34岁。主诉：垂体瘤多次手术、伽玛刀治疗后复发，视力下降1年。

现病史：患者于2007年9月出现视力下降，至当地医院查MRI提示鞍区巨大占位，垂体瘤可能。于2007年、2010年、2011年、2013年分别行4次经鼻垂体瘤切除术，病理为ACTH型垂体瘤，考虑为静默型；并于2009年、2014年接受2次伽玛刀放射治疗。近年来患者再次出现视力下降，复查见肿瘤再次增大。病程中患者无眼睑下垂、面貌改变、手足增大、向心性肥胖、紫纹、性功能下降、溢乳、心悸、胸闷等症状，现为行进一步治疗入院。

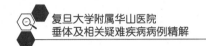

查体：Vos 1.0，Vod 0.2，双眼球活动正常，角膜透明，瞳孔对光反射存在，晶体透明。视野：双眼颞侧视野缺损加右眼鼻下象限缺损。余神经系统查体未见明显异常。

内分泌评估：晨血皮质醇 8.43 μg/dL，ACTH 60.9 pg/mL，睾酮 1.28 nmol/L ↓，TSH 0.53 mIU/L，TT$_4$ 49.5 nmol/L ↓，FT$_4$ 6.08 pmol/L ↓，GH 0.13 ng/mL，IGF-1 94.6 μg/L ↓，PRL 7.24 ng/mL。

影像评估：查 MRI（图 5-1）提示鞍区占位，大小约 4.1 cm × 2.8 cm × 2.9 cm，呈多分叶状生长，T$_1$W 等低混杂信号，增强后不均匀强化，累及蝶窦、后组筛窦、上斜坡、双侧海绵窦和前颅底。

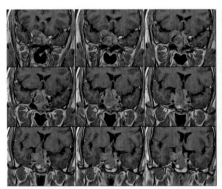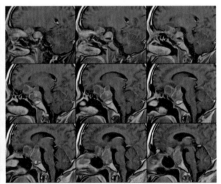

术前冠状位（左）和矢状位（右）T$_1$ 增强 MRI 显示巨大多分叶状肿瘤，侵犯多个解剖间隙。

图 5-1　术前 MRI

诊断：巨大复杂性垂体腺瘤（多次手术、放疗后复发）。

患者于 2021 年 6 月行开颅 + 经鼻联合入路肿瘤切除术（开颅和经鼻相贯序）。开颅选择右侧眶外侧入路，切除向前颅底方向侵袭的肿瘤（图 5-2）。术中先采用显微镜，见肿瘤将前颅底硬膜上抬，切开硬膜见肿瘤，呈灰红色，质地软，含大量陈旧性积血和纤维结缔组织。该处肿瘤切除后，见后方毗邻视交叉，后者受鞍膈下方肿瘤的压迫而变形。然后采用神经内镜进一步观察瘤周神经血管结构，包括嗅神经、大脑前动脉等，确认颅内硬膜下腔无残存肿瘤后，采用可吸收人工脑膜和生物胶水重建前颅底硬膜屏障。经鼻组采用内镜经鼻入路，根据术前 MRI 显示的分叶状肿瘤所在区域，打开纤维分隔对其逐一清扫（图 5-3）。最后达联合入路下近全切除，双侧海绵窦内少量肿瘤残留。肿瘤切除后可见视交叉、垂体柄、后循环血管，均妥善保护，以可吸收人工脑膜、自体脂肪、阔筋膜和生物胶水修补颅底缺损，碘仿纱条支撑 2 周。术后病理为垂体 ACTH 腺瘤：T-pit(+)，ACTH(+)，Ki67(2%+)，P53（部分 + ），余垂体激素与转录因子染色均为阴性。

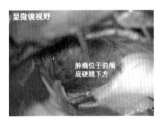
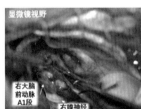
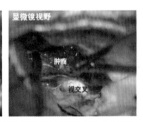

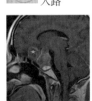
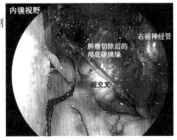
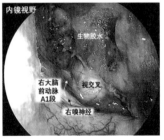

通过右侧眶外侧入路开颅手术切除向前颅底方向侵袭的肿瘤。

图 5-2　开颅术中图像

步骤2：
内镜下扩大经鼻入路

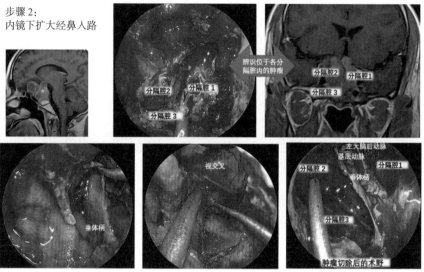

通过经鼻入路手术切除位于鞍膈下多分隔间隙内的肿瘤。

图 5-3　经鼻入路术中图像

术后 1 个月复查 MRI 提示双侧海绵窦内仍有少量可疑肿瘤（图 5-4）。查体：Vos 1.0，Vod 0.8，双眼颞侧象限视野缺损较术前改善。查晨血皮质醇 9.86 μg/dL，催乳素 4.36 ng/mL，睾酮 1.43 nmol/L，促甲状腺激素 1.17 mIU/L，游离甲状腺素 7.8 pmol/L ↓，甲状腺激素 2.14 pmol/L，尿比重 1.021，予氢化可的松早 20 mg、下午 10 mg，优甲乐 100 μg qd 口服。术后 3 个月行调强适形放射治疗。

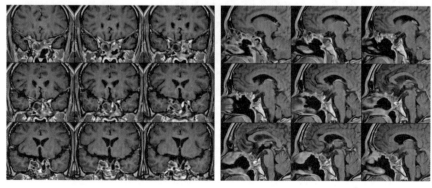

图 5-4　术后 MRI（左图为冠状位 T_1 增强，右图为矢状位 T_1 增强）

病例分析

　　该病例病程长，从而向我们展示了巨大侵袭性垂体瘤的综合诊疗过程。患者为中年男性，历经多次手术和放射治疗后肿瘤仍继续生长，病理诊断为垂体 ACTH 腺瘤。由于该患者无库欣综合征的相关症状、体征，内分泌检查亦不支持高皮质醇血症，因此，考虑为静默型 ACTH 腺瘤。根据 2017 年 WHO 修订的内分泌器官肿瘤分类，该类型属于高风险垂体腺瘤，结合既往多次手术、放疗后仍多次复发的病史，可诊断为难治性垂体瘤。该患者本次肿瘤复发后出现视力下降、视野缺损，因此，再次手术治疗的指征明确。手术力争尽量切除肿瘤，解除其对视路结构的压迫。

　　根据影像学特点，该肿瘤呈多分叶状生长，各瘤腔之间存在纤维分隔；且既往多次手术与放疗史，肿瘤上极与大脑前动脉、视交叉粘连的可能性较大。因此，行单一的经鼻或开颅入路可能难以实现最大安全限度下最大限度地切除肿瘤、解除视路压迫的目标。在充分告知患者及其家属的前提下，本次手术选择开颅 + 经鼻一期联合入路。此外，由于需通过开颅处理的病灶位于右侧，开颅采用右侧眶外侧入路，对右利手的术者而言，同步行经鼻手术存在困难，因此，采用先开颅后经鼻的贯序手术方案。

　　本次手术全切除鞍内、鞍上、蝶窦、筛窦和上斜坡的肿瘤，视路结构减压充分，患者视功能有所改善，达到手术的预期目标。术后复查 MRI 提示双侧海绵窦内少量残瘤，予以局部放射治疗，以防止或延缓肿瘤再次复发。其远期效果如何，待后续随访。

病例点评

一、巨大复杂性垂体瘤的定义

既往文献对复杂性垂体腺瘤的定义各异，但总体而言是指肿瘤的某些特征导致手术全切除率降低、术中血管和神经损伤风险升高、术后残瘤出血、脑梗及下丘脑功能障碍风险升高。Laws 等曾撰文提出复杂性垂体腺瘤是具备如下特征之一的垂体瘤：鞍上侵袭、侧方侵袭（不包含海绵窦）、脚间池或脑干方向侵袭、质韧肿瘤、下丘脑水肿、手术或放疗史、包绕 Willis 血管环、包绕视交叉或侵袭视神经管。这些因素可导致手术无法全切、残瘤出血、视力下降、蛛网膜下腔出血、脑梗、脑积水甚至死亡。Symon 等首先使用巨大垂体腺瘤一词来表示从蝶骨平台向任意方向延伸 > 4 cm 的垂体肿瘤。也有作者认为，当肿瘤最高点距鞍结节 > 3 cm 时，无论其体积如何，都可以诊断为巨大垂体腺瘤。一般而言，诊断巨大垂体腺瘤最常用的标准是肿瘤最大直径 ≥ 4 cm。

复旦大学附属华山医院金垂体团队回顾了 2015 年迄今在华山医院接受垂体腺瘤手术的患者，提出了巨大复杂性垂体腺瘤的诊断标准。肿瘤在长、宽、高任一径线上 ≥ 4 cm 的基础上，具备如下特征之一：三脑室底受压变形、侧脑室受压变形、侧方侵袭（不包含海绵窦）、向脚间池或脑干方向侵袭、向前方倾倒、呈分叶状、包绕 Willis 环，即诊断为巨大复杂性垂体腺瘤。据此标准，共诊断巨大复杂性垂体腺瘤 350 例，占所有垂体肿瘤的 7.1%；无功能性腺瘤占 82.1%，功能性腺瘤占 17.9%。其中，69.5% 的病例伴三脑室底受压变形，52% 呈分叶状，34% 包绕 Willis 环，25%

向侧方侵袭，15% 向前方倾倒。

二、巨大复杂垂体腺瘤的手术策略

针对巨大复杂性垂体腺瘤手术策略的探索历来是神经外科临床研究领域的热点之一。单一入路（经鼻或开颅）理论上具有创伤较小、患者住院时间较短的优势，但对于特别困难的病例，存在肿瘤切除程度较低、术中神经血管损伤和残瘤卒中出血导致的严重并发症（major complications）发生率较高的缺点（表 5-1）。对于需要分期手术的病例，可因局部瘢痕形成增加二期手术的难度、降低功能性垂体瘤内分泌缓解的可能性；同时，也增加了患者的经济负担。针对这些情况，国内外一些经验丰富的垂体瘤诊疗团队通过开展一期经鼻和开颅联合入路，从多个角度最大限度地切除肿瘤以减少残余肿瘤引起的再出血风险；同时，对重要的神经血管结构进行 360° 无死角地观察、解剖分离和保护，可有效降低手术直接相关严重并发症的发生率。金垂体团队自 2021 年起开展联合入路切除巨大复杂垂体瘤，迄今已完成 40 余例，其中 80% 的病例达全切除或近全切除，无 1 例发生术中重要血管损伤和术后再出血，总体疗效满意（表 5-1）。此外，较单一手术入路，联合入路的脑脊液漏、颅内感染等次要并发症（minor complications）发生率并无明显增加。

表 5-1　联合入路、单一入路和分期手术疗效和严重并发症发生率的比较

	总病例数	肿瘤最大径（mm）	全切+近全切	死亡	残瘤出血	血管损伤	视力下降
联合入路							
Leung 2011	12	41.0	5（41.7%）	0（0）	0（0）	0（0）	0（0）
Nishioka 2012	29	46.9	7（24.1%）	1（3.4%）	0（0）	0（0）	1（3.4%）
Han 2017	13	47.0	11（84.6%）	0（0）	0（0）	0（0）	0（0）

续表

	总病例数	肿瘤最大径（mm）	全切+近全切	死亡率	残瘤出血	血管损伤	视力下降
Nagata 2018	12	40.3	7(58.3%)	0（0）	0（0）	0（0）	1（8.3%）
金垂体团队单一入路	40	45.1	32(80.0%)	1（2.5%）	0（0）	0（0）	2（5.0%）
Guo 2012	15	50.2	10(66.7%)	0（0）	1（6.7%）	0（0）	1（6.7%）
Koutourousiou 2013	54	>40.0	47(87.0%)	3（5.5%）	2（3.7%）	0（0）	2（3.7%）
Pratheesh 2013	10	46.0	3(30.0%)	2(20.0%)	/	0（0）	1（10.0%）
Gondim 2014	50	54.0	28(56.0%)	2（4.0%）	0（0）	0（0）	1（2.0%）
Han 2017	43	47.0	11(25.6%)	1（2.3%）	0（0）	0（0）	0（0）
Elshazly 2018	55	51.0	50(90.9%)	1（1.8%）	1（1.8%）	0（0）	1（2.0%）
Chibbaro 2021	96	46.5	46(47.9%)	0（0）	2（2.1%）	0（0）	1（1.0%）
Micko 2021	64	46.6	18(28.0%)	0（0）	2（3.1%）	4（6.2%）	4（6.2%）
分期手术							
Graillon 2020	19	51.5	5(26.3%)	0（0）	5（24.5%）	1（11.1%）	4（21.0%）
Pratheesh 2013	10	45.0	6(60.0%)	0（0）	1（10.0%）	0（0）	1（10.0%）

三、联合入路实施策略

联合入路可采取分步手术或同步手术两种策略。分步手术（或贯序手术）是指同一次手术先后完成两个入路，其优点是：可通过首个入路了解肿瘤性质、质地及血供，随时调整第二个入路的操作策略；可充分发挥单一术式的最大潜能；两个入路间隙可行术中 MRI 检查，进一步判断残余肿瘤的部位和大小，并更新导航注册数据，为下一步操作提供实时指导。分步手术的缺点是耗时长，无法做到上下联合、互相支援。目前多倾向采用同步手术，上下联手。开颅组以分离肿瘤边界、向下推挤肿瘤、监视和控制颅内出血为主；内镜经鼻组以评估肿瘤质地、血供，切除肿瘤为主。同步手术的优势是上下兼顾，不但可以互补手术盲区，而且操作时可以互相配合支援，显著提高手术安全性、缩短手术时间。但是，同步手术对手术室和护理配合要求较高，另外还应考虑到头位限制的问题：当左侧开颅、患者头向右侧旋转者首选同步手术；如为右侧开颅，患者头位需左旋，对于右利手的经鼻组术者而言，同步手术存在一定的困难。可根据术中实际情况，通过旋转手术床进行头位调整。

总而言之，联合入路是处理巨大复杂性垂体瘤的重要选择之一，但关于其适用范围、如何扬长避短等问题，仍需进一步在临床实践中积累经验。

病例提供者：乔霓丹

点评专家：沈明、王镛斐

参考文献

1. ALLEYNE C H JR, BARROW D L, OYESIKU N M. Combined transsphenoidal and pterional craniotomy approach to giant pituitary tumors. Surg Neurol, 2002, 57（6）: 380-390.

2. D' AMBROSIO A L, SYED O N, GROBELNY B T, et al. Simultaneous above and below approach to giant pituitary adenomas: surgical strategies and long-term follow-up. Pituitary, 2009, 12（3）: 217-225.

3. HAN S, GAO W, JING Z, et al. How to deal with giant pituitary adenomas: transsphenoidal or transcranial, simultaneous or two-staged? J Neurooncol, 2017, 132（2）: 313-321.

4. LAWS E R J R. Vascular complications of transsphenoidal surgery. Pituitary, 1999, 2（2）: 163-170.

5. LEUNG G K, LAW H Y, HUNG K N, et al. Combined simultaneous transcranial and transsphenoidal resection of large-to-giant pituitary adenomas. Acta Neurochir（Wien）, 2011, 153（7）: 1401-1408.

6. NAGATA Y, WATANABE T, NAGATANI T, et al. Fully endoscopic combined transsphenoidal and supraorbital keyhole approach for parasellar lesions. J Neurosurg, 2018, 128（3）: 685-694.

7. NISHIOKA H，HARA T，USUI M，et al. Simultaneous combined supra-infrasellar approach for giant/large multilobulated pituitary adenomas. World Neurosurg，2012，77（3/4）：533-539.

8. ZADA G，DU R，LAWS E R J R. Defining the "edge of the envelope"：patient selection in treating complex sellar-based neoplasms via transsphenoidal versus open craniotomy. J Neurosurg，2011，114（2）：286-300.

笔记

第 6 章
巨大侵袭性 ACTH 垂体腺瘤 - 经鼻、开颅联合入路手术后生化缓解 1 例

病历摘要

患者，女性，45 岁，已婚已育。主诉：脸变圆、体重增加 2 年，双眼视物模糊半个月。现病史：患者 3 年前出现闭经，2 年前出现脸变圆、体重增加，未重视。半月前患者出现双眼视物模糊，伴反复头痛发作、双下肢无力、情绪不稳。于当地医院就诊，行垂体相关激素检查提示患者血皮质醇、促肾上腺皮质激素水平升高且昼夜节律消失，进一步查垂体增强 MRI 提示：蝶鞍区占位，T_1W 低信号，T_2W 稍高信号，大小约 3.1 cm×2.5 cm×1.7 cm，增强后占位均匀强化。结合血生化及影像结果，初步考虑库欣病可能。2021 年 6 月 8 日患者入住我院金垂体融合病房接受进一步诊疗。患者既往有高血压病史 2 月余，最高血压 147/110 mmHg，

笔记

口服氨氯地平、厄贝沙坦治疗，血压控制良好，否认其他基础疾病病史。查体：满月脸，多血质面容，向心性肥胖；双眼视力0.8，右眼颞上暗点，左眼视野无缺损。余神经系统查体未见明显异常。

患者入院后行内分泌评估，提示血皮质醇、ACTH水平升高，且昼夜节律消失（表6-1）。24小时尿游离皮质醇（24h urinary free cortisol，24 hUFC）196.96 μg/24 h↑。小剂量地塞米松抑制试验，服药次日血皮质醇11.34 μg/dL，不被抑制。大剂量地塞米松抑制试验，可被抑制（表6-2）。甲状腺轴功能正常。GH 0.11 ng/mL，IGF-1 85.2 μg/L↓，PRL 45.18 ng/mL↑，性腺轴功能减退。查垂体增强MRI（图6-1）：鞍内及鞍上占位，形态不规则，向上累及第三脑室，鞍上部分向左右两侧膨胀性生长、与Willis环关系密切，左侧部分包绕床突上段颈内动脉（internal carotid artery，ICA），增强后明显强化，可见2处"腰身征"，考虑垂体腺瘤可能大。

表6-1　血皮质醇、ACTH昼夜节律

时间	8：00	16：00	0：00
Cor（μg/dL）	18.68	16.77	15.37
ACTH（pg/mL）	168.7	137.3	149.4

表6-2　大剂量地塞米松抑制试验

日期	用药前	用药第一天	用药第二天	停药后第一天
24 hUFC（μg）	234.6	184.08	21.00	16.74
Cor（μg/dL）	18.49	11.34	2.82	1.45

术前矢状位和冠状位 T$_1$ 增强 MRI 显示侵袭性垂体大腺瘤，可见 2 处"腰身征"。

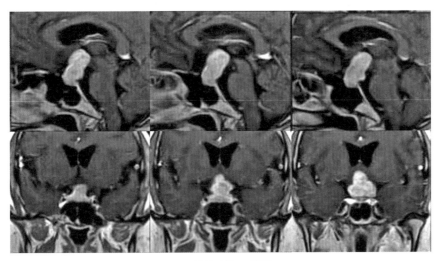

图 6-1　术前垂体 T$_1$ 增强 MRI

临床诊断为 ACTH 依赖性库欣综合征、巨大侵袭性垂体腺瘤、继发性高血压。完善术前检查准备后，于 2021 年 6 月 22 日行内镜下经鼻肿瘤切除术。术中发现肿瘤突破鞍膈，突入蛛网膜下腔和第三脑室，肿瘤包绕双侧 ICA 颅内段。术中切除大部分肿瘤，显露第三脑室（图 6-2A）。少量位于颅内段 ICA 外侧的肿瘤，因为视角受限，内镜下无法切除（图 6-2B）。遂更改手术方案为联合入路，内镜经鼻联合左侧翼点开颅手术。术中见残余肿瘤位于第一间隙、双侧第二间隙、左侧第三间隙（图 6-2C），部分肿瘤与视神经粘连紧密，予以仔细分离边界，最终近全切除肿瘤（图 6-2D）。少许肿瘤组织与视神经和垂体上动脉粘连紧密，以双极电凝处理后予以残留。术后即刻复查垂体增强 MRI（图 6-3）示肿瘤切除满意，未见明显残留。

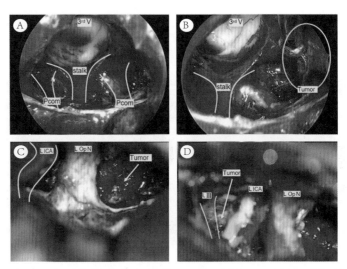

A：内镜经鼻视野显示肿瘤大部切除后可见第三脑室、垂体柄；B：内镜经鼻视野显示左侧床突上段颈内动脉外侧的残瘤；C：开颅视野显示位于第一间隙的残瘤；D：开颅视野显示肿瘤近全切除（tumor：内镜下难以切除的肿瘤；3rd V：第三脑室；stalk：垂体柄；PcomA：后交通动脉；L ICA：左侧颈内动脉；L OpN：左侧视神经；L Ⅲ：左侧动眼神经）。

图 6-2　手术操作图像

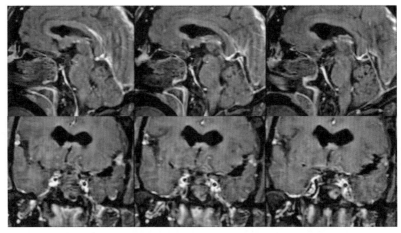

术后即刻复查矢状位和冠状位 T_1 增强 MRI 显示肿瘤全切除，带蒂黏膜瓣显影良好。

图 6-3　术后垂体 T_1 增强 MRI

　　术后第一天患者出现胸闷、心慌、纳差等皮质醇水平低下的表现，测随机血皮质醇 0.84 μg/dL ↓，提示生化缓解。予以糖皮质激素替代治疗后患者的不适症状消失。1 周后常规病理回

笔记

报：垂体 ACTH 腺瘤。免疫组化结果：T-PIT（＋），ACTH（＋），SF-1（－），FSH（－），LH（－），PIT-1（－），GH（－），PRL（－），TSH（－），Syn（＋），SSTR2a（±），Ki67（3%＋），P53（个别＋），CAM5.2（＋），ER（－）。

术后 1 个月患者于我院第一次复查。行内分泌评估示皮质醇 0.85 µg/dL ↓，TSH 0.05 mIU/L ↓，FT$_4$ 7.15 pmol/L ↓，FT$_3$ 1.41 pmol/L ↓。提示患者肾上腺轴、甲状腺轴功能减退，予以泼尼松 10 mg/qd，优甲乐 50 µg/qd 替代治疗。

术后 3 个月患者于我院第二次复查。行内分泌评估示皮质醇 0.42 µg/dL ↓，ACTH 16.40 pg/mL ↓，TSH 0.01 mIU/L ↓，FT$_4$ 13.90 pmol/L，FT$_3$ 3.71 pmol/L。提示患者肾上腺轴功能尚未恢复，优甲乐替代治疗后甲状腺激素水平正常。复查垂体增强 MRI（图 6-4）：未见肿瘤复发。根据内分泌检查结果继续泼尼松 10 mg/qd，优甲乐加量至 75 µg/qd 替代治疗，并嘱继续随访。

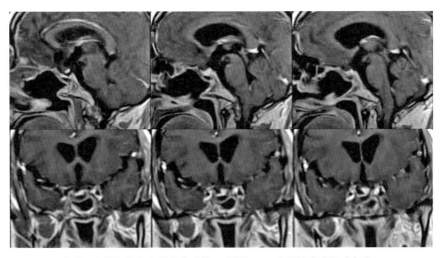

术后 3 个月矢状位和冠状位垂体 T$_1$ 增强 MRI 未见肿瘤残留或复发。

图 6-4　术后 3 个月垂体 T$_1$ 增强 MRI

病例分析

患者系中年女性，主诉脸变圆、体重增加 2 年，双眼视物模糊半个月，近期有反复头痛发作及情绪不稳，同时患者有高血压。查体见满月脸、向心性肥胖、多血质面容。符合库欣综合征的典型临床表现。垂体相关激素检查提示血皮质醇、ACTH 水平升高，且昼夜节律消失；24 hUFC 水平升高；小剂量地塞米松抑制试验不抑制，大剂量地塞米松抑制试验可抑制。提示为 ACTH 依赖性库欣综合征。垂体增强 MRI 提示侵袭性垂体大腺瘤。术前诊断为 ACTH 依赖性库欣综合征伴侵袭性垂体大腺瘤，库欣病可能大。因该肿瘤体积巨大，突破鞍膈，突入蛛网膜下腔和第三脑室，包绕双侧 ICA 颅内段，尝试单纯内镜经鼻手术难以全切肿瘤，遂予以一期联合开颅手术，最终近全切除肿瘤。术后复查血皮质醇 < 2.0 μg/dL，达生化缓解。术后 3 个月复查未见肿瘤复发。

病例点评

库欣病是指由垂体 ACTH 腺瘤超量分泌 ACTH，促使肾上腺皮质增生并产生过多的糖皮质激素，最终引发包括向心性肥胖、皮肤紫纹、高血压、高血糖、低钾血症等库欣综合征表现的一类疾病，是导致内源性库欣综合征的最主要原因（占 70% ～ 80%）。流行病学调查显示，库欣病好发于 30 ～ 40 岁成人，儿童罕见，男女发病比例约为 1 ∶ 3，绝大多数病例在起病 3 ～ 6 年后被确诊。临床上库欣病患者常伴有高皮质醇水平相关的心血管疾病、高凝血状态、骨关节疾病等多种并发症。与正常人群相比，库欣病患者的标准化死亡率可升高 4 ～ 16 倍，其中由库欣病诱发的心肌梗死和脑卒中是导致患者死亡的两个最主要的病因。经治疗后生化缓解（术后皮质醇＜ 2 μg/dL）的库欣病患者，其标准化死亡率可显著降低，甚至达到正常人群水平。影像学研究表明，库欣病以垂体微腺瘤为主，超过半数的肿瘤最大径＜ 5 mm，但仍有 5% ～ 10% 的库欣病为垂体大腺瘤。除典型的库欣综合征表现外，大腺瘤患者 ACTH 水平常更高，并且视野缺损及头痛症状多见。本例大腺瘤患者 ACTH ＞ 150 pg/mL，并有视力下降、视野缺损和头痛症状，与文献报道相符。

　　手术是库欣病的首选治疗手段。对于巨大功能性垂体腺瘤而言，手术治疗的目标是在安全的前提下最大限度地切除肿瘤，力争生化缓解。内镜经鼻入路及其扩大入路，适用于绝大多数鞍区肿瘤，特别是沿中线生长、肿瘤上极位于视交叉和大脑前动脉下方、外侧不超过 ICA 分叉部者。内镜下（扩大）经鼻入路具有良好的视野和可操作性，也有利于保护垂体上动脉及其分支。开颅手术适用于偏侧生长，主体位于蝶骨平台上方的鞍区肿瘤。相较于经鼻手术，开颅手术可利用侧裂池、终板池及视神经、ICA、动眼神经等构成的解剖间隙，处理位于鞍上、鞍旁的复杂病灶。但对于视交叉腹侧面、第三脑室底和鞍内结构的显露，不如（扩大）经鼻入路。一些巨大垂体腺瘤，特别是形态不规则，向第三脑室、后颅窝、海绵窦，甚至颞叶侵袭生长的肿瘤，单纯经鼻入路或者单纯开颅手术常无法达到"最大限度切除肿瘤"的目的，可考虑采用"经鼻 + 开颅"联合入路手术。

联合入路可以采取分步手术或者同步手术的策略。分步手术是指同一次手术先后完成两个入路，其优点是：可通过首个入路了解肿瘤性质、质地及血供，随时调整第二个入路的操作策略；可充分发挥单一术式的最大潜能；两个入路间隙可采用术中 MRI 检查以进一步明确残余肿瘤的部位和大小，为第二个入路的实施提供实时的影像学指引。分步手术的缺点是耗时长，无法做到上下联合、互相支援。目前多倾向于同步手术，上下联手，开颅组以分离肿瘤边界、向下推挤肿瘤、监视和控制颅内出血为主；内镜经鼻组以评估肿瘤质地、血供，切除肿瘤为主。同步手术的优势是上下兼顾，不但可以互补手术盲区，而且操作时可以互相配合支援，显著提高手术安全性，有效缩短手术时间。同步手术对手术室和护理配合要求较高，另外还应考虑到头位限制的问题：当左侧开颅、患者头向右侧旋转者实施同步手术较容易；如果右侧开颅，患者头向左侧旋转，则给经鼻内镜手术组操作带来一定的困难。

对于手术后未缓解或有手术禁忌的患者，需采用其他治疗方式。可采取的替代治疗方案主要有放射治疗、双侧肾上腺切除及药物治疗。放射治疗起效较慢，生化缓解率为 15% ～ 45%，并有导致全垂体功能减退及继发肿瘤的风险。双侧肾上腺切除术采取切除 ACTH 的靶器官的方式进行治疗，对肿瘤本身无治疗作用，可导致 Nelson 综合征，一般作为最后的备用方案。国外可供选择的药物主要有米非司酮（mifepristone）、帕瑞肽（pasireotide）、卡麦角林（cabergoline）、酮康唑（ketoconazole）、甲吡酮（metyrapone）、米托坦（mitotane）等，这些药物大多数为超适应证使用（off-label use），且作用于肿瘤本身的药物很少，其疗效尚待观察。而且这些药物在国内均无法获得（之前唯一能够获取的药物酮康唑已停产）。

对库欣病患者而言，无论术后是否达到早期生化缓解，均有复发风险。尽管将皮质醇生化缓解标准的临界值由 5 μg/dL 调整为 2 μg/dL 以后，复发率有明显降低，但仍有 5% ～ 21% 的库欣病患者在术后 5 ～ 10 年内复发。因此，国际最新指南提出了对库欣病患者进行每年至少一次的终身随访的建议。

病例提供者：施成彰、周翔

点评专家：张朝云、赵曜

参考文献

1. CASTINETTI F, MORANGE I, CONTE-DEVOLX B, et al. Cushing's disease. Orphanet J Rare Dis, 2012, 7: 41.

2. FLESERIU M, AUCHUS R, BANCOS I, et al. Consensus on diagnosis and management of Cushing's disease: a guideline update. Lancet Diabetes Endocrinol, 2021, 9（12）: 847-875.

3. KUGA D, TODA M, OZAWA H, et al. Endoscopic endonasal approach combined with a simultaneous transcranial approach for giant pituitary tumors. World Neurosurg, 2019, 121: 173-179.

4. LEUNG G K, LAW H Y, HUNG K N, et al. Combined simultaneous transcranial and transsphenoidal resection of large-to-giant pituitary adenomas. Acta Neurochir（Wien）, 2011, 153（7）: 1401-1408; discussion 1408.

5. MELMED S, KAISER U B, LOPES M B, et al. Clinical biology of the pituitary adenoma. Endocr Rev, 2022, 43（6）: 1003-1007.

6. MARIGIL SANCHEZ M, KAREKEZI C, ALMEIDA J P, et al. Management of giant pituitary adenomas: role and outcome of the endoscopic endonasal surgical approach. Neurosurg Clin N Am, 2019, 30（4）: 433-444.

第 7 章
巨大耐药侵袭性 PRL 腺瘤 – 内镜扩大经鼻手术 – 术中大脑前动脉损伤的处理

病历摘要

　　患者，男性，56 岁。主诉：双眼视力下降 1 年，溴隐亭治疗 6 个月。现病史：患者因双眼视力下降 1 年，外院行头颅 CT 和鞍区增强 MRI 检查示巨大侵袭性垂体腺瘤。内分泌检查提示 PRL ＞ 4237.29 mIU/L（55 ～ 278 mIU/L）↑，遂服用溴隐亭治疗。起始剂量 2.5 mg tid，可将 PRL 控制在正常范围，PRL=9.74 ng/mL（4.04 ～ 15.2 ng/mL）。治疗 3 个月后，患者症状稳定，但复查鞍区增强 MRI 未见肿瘤缩小，故药物加量至 5 mg tid。继续治疗 3 个月，患者 PRL 指标仍在正常值范围内，复查磁共振提示肿瘤大小较前基本相同，但患者出现双眼视力进一步下降，视野缺损明显。转诊至复旦大学附属华山医院神经外科，入院查体：GCS 15 分，双瞳等大等圆，直径 3 mm，对光反射灵敏，眼球活动自如，双眼视力 0.8，视野双颞侧偏盲，余神经查体未见明显异常。内分泌激素和尿常规检查显示：PRL 9.91 ng/mL，LH 1.97 IU/L，睾酮 6.59 nmol/L ↓，晨 皮 质 醇 8.46 μg/dL，ACTH 44.4 pg/mL，GH ＜ 0.03 ng/mL，IGF-1 87.9 μg/L，TSH 6.61 mIU/L ↑，FT_4 12.4 pmol/L，FT_3 4.35 pmol/L，尿比重 1.022。MRI 提示鞍区占位，主体呈向上的多分叶状生长，最高处侵入左侧侧脑室，大小约 6.2 cm × 2.7 cm × 3.0 cm，边缘清晰，T_1WI 等低信号，增强扫描肿块呈不均匀强化，部分包绕双侧颈内动脉，垂体柄左移（图 7-1A、图 7-1B）；MRA 提示大脑前动脉受压上抬、未见动脉瘤或脑血管畸形（图 7-1C）。诊断为巨大耐药侵袭性 PRL 型垂体腺瘤，拟行手术治疗。既往史：高血压病史 10 年，血压最高达 160/100 mmHg，平日服用阿米洛利 2.5 mg qd 联合缬沙坦 80 mg qd 治疗，血压控制可。

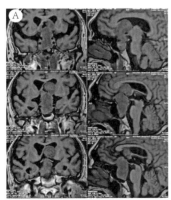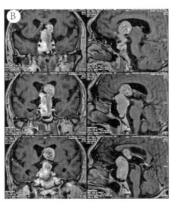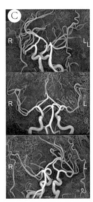

A：鞍区冠状位和矢状位 T_1W MRI 显示鞍区肿瘤；B：鞍区冠状位和矢状位 T_1 增强 MRI 显示病灶成多分叶状生长，最高处侵入左侧脑室；C：头颅 MRA 显示双侧大脑前动脉上抬，无其他脑血管异常。

图 7-1　术前鞍区增强 MRI 及 MRA

患者于 2021 年 7 月在全麻下行内镜扩大经鼻巨大侵袭性垂体腺瘤切除术。术中打开蝶窦前壁，见肿瘤呈灰红色，质地中等偏韧，血供丰富，破坏鞍底硬膜和骨质，长入蝶窦腔内。清除蝶窦腔内肿瘤后，用显微磨钻磨除鞍底和鞍结节骨质，切开鞍底硬膜，暴露并分块切除鞍内肿瘤。肿瘤破坏鞍膈长入左侧脑室前角，包绕双侧大脑前动脉，与视神经粘连紧密并使其受压、变形严重。先行瘤内充分减压，再仔细分离肿瘤边界，将突向左侧脑室的肿瘤拖出（图 7-2A），最后剥离与视神经、血管粘连的肿瘤。在牵拉大脑前动脉处粘连的肿瘤时，突发动脉破损出血。紧急压迫止血，探查责任血管，明确为左侧大脑前动脉 A2 段小分支出血，被周围组织包裹形成假性动脉瘤（图 7-2B），遂在内镜直视下使用动脉瘤夹将动脉破口及假性动脉瘤夹闭（图 7-2C）。夹闭顺利，最终切除肿瘤大小约 6.5 cm × 3.5 cm × 3 cm，左侧脑室前角室管膜、垂体柄、视神经和颈内动脉等保护完好。术后即刻行全脑 DSA 检查，未见活动性出血及假性动脉瘤，左侧 A2 段及远端血流通畅（图 7-3A）；鞍区增强 MRI 提示肿瘤达影像学全切（图 7-3B、图 7-3C）。患者术后诉双眼视力好转，无脑脊液鼻漏，无发热，肢体活动正常。术后 1 个月复查内分泌示 PRL 43.18 ng/mL ↑，TSH 4.64 mIU/L ↑，FT_3 4.59 pmol/L，FT_4 9.84 pmol/L ↓，晨皮质醇 3.61 μg/dL ↓，予以溴隐亭 2.5 mg qd 控制泌乳素，醋酸可的松 12.5 mg qd 和优甲乐 25 μg qd 替代治疗。患者至今已随访 6 个月，一般情况良好，鞍区增强 MRI 未见肿瘤复发，激素替代治疗下 PRL、皮质醇和甲状腺激素均在正常范围。

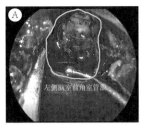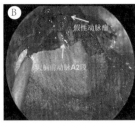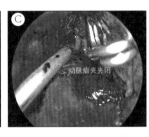

A：左侧脑室前角内肿瘤结节切除后见室管膜；B：术中左侧大脑前动脉 A2 段破裂后
形成的假性动脉瘤；C：使用动脉瘤夹将假性动脉瘤夹闭。

图 7-2　术中高清内镜图

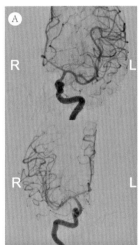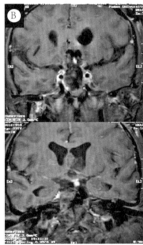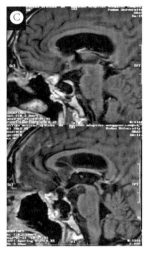

A：术后全脑 DSA 双侧颈内动脉、大脑前动脉和中动脉显影；B：术后鞍区冠状位 T_1
增强 MRI 显示肿瘤达影像学全切除；C：术后鞍区矢状位 T_1 增强 MRI 显示肿瘤达影像学
全切除，带蒂鼻中隔黏膜瓣显影良好。

图 7-3　术后全脑 DSA 及鞍区增强 MRI

病例分析

患者为中年男性，因双眼视力下降检查发现巨大侵袭性 PRL
型垂体腺瘤。初诊时，患者肿瘤已广泛累及周围正常组织，向下
长入蝶窦腔内；向上突破鞍膈，压迫视神经和重要血管，长入左
侧脑室；向两侧突入海绵窦，包绕颈内动脉。因此，手术难度高、

风险大。首先建议采用药物治疗，如患者对药物敏感，不仅可有效控制 PRL 分泌，还可缩小肿瘤。但患者药物治疗期间，溴隐亭虽可有效控制 PRL 分泌，但无法缩小肿瘤，并可能因肿瘤纤维化导致视神经受压加重，双眼视力进一步下降，视野缺损范围扩大，故应及时选择手术治疗。

在手术方式的选择上，虽然该肿瘤纵轴较长，顶端突向左侧脑室，且侵犯双侧海绵窦，但肿瘤主体仍位于中线，故内镜扩大经蝶入路为其首选手术方式，必要时可联合开颅手术治疗。手术过程中，对于突入左侧脑室部分肿瘤，应先予以充分内减压，再沿着肿瘤边界分离，避免损伤脉络膜血管，保证脑脊液循环通畅。同时，还需注意及时采用明胶和脑棉封闭脑室开口，避免脑室积血。因患者长期服用溴隐亭，可导致肿瘤纤维化，与周围血管粘连紧密，故发生血管损伤的风险较大。该患者术中左侧大脑前动脉 A2 段分支破裂出血，在内镜下一期夹闭血管破口及假性动脉瘤，避免了术后迟发性出血及其引发的相关并发症的发生。术后即刻 DSA 证实夹闭确切，未见活动性出血和假性动脉瘤形成，左侧 A2 段分支和其远端血流通畅；鞍区增强 MRI 提示肿瘤达影像学全切。

术后肿瘤病理报告为垂体 PRL 腺瘤，T-PIT（－），ACTH（－），SF-1（－），FSH（－），LH（－），PIT-1（±），GH（－），PRL（＋），TSH（－），Syn（＋），SSTR2a（少量＋），Ki67（1%＋），P53（－），CAM5.2（＋），ER（－）。男性垂体 PRL 型腺瘤为高危因素组垂体腺瘤，但患者随访未见明显肿瘤残留或复发，内分泌检查提示 PRL 轻度升高，垂体前叶功能轻度减退，遂暂未行放射治疗，仅以溴隐亭 2.5 mg qd 控制泌乳素水平，醋酸可的松 12.5 mg qd，优甲乐 25 μg qd 替代治疗。

病例点评

一、PRL 型垂体腺瘤的治疗原则

PRL 型是垂体腺瘤中最为常见的一种亚型，其临床上可表现为 PRL 分泌过多导致男性性功能障碍、不育，女性闭经、溢乳、不孕，还可因肿瘤占位效应导致视力下降、视野缺损、脑积水、下丘脑反应、昏迷，甚至危及生命。虽然既往认为 PRL 型垂体腺瘤的首选治疗方法是多巴胺受体激动剂的药物治疗，但随着神经外科微创手术技术和设备的不断进步，国内外各大垂体腺瘤诊疗中心已开始探索在合适的病例中开展以外科手术为首选诊疗措施的新模式。然而，PRL 腺瘤，特别是男性 PRL 腺瘤，往往体积较大、侵袭性强、耐药率高，单一的手术或药物治疗模式均存在一定困难。因此，在 PRL 型垂体腺瘤的治疗中应充分考虑患者自身情况、临床症状、生育需求、肿瘤大小、侵袭程度和药物敏感性等多种因素，制定个体化方案。如在本案例中，患者肿瘤巨大，拟先以药物治疗尝试缩小肿瘤体积，减小手术风险和难度，但效果不佳，期间还出现视力进一步下降、视野缺损增大的临床表现，故决定采取手术治疗。

二、巨大侵袭性垂体腺瘤的手术策略

经鼻入路（尤其是内镜下经鼻入路）及其扩大入路适用于绝大多数鞍区肿瘤，特别是肿瘤沿中线生长、肿瘤上极位于视交叉

和大脑前动脉腹侧、外侧不超过颈内动脉分叉部者。随着内镜技术的成熟，内镜扩大经鼻入路因其良好的视野和可操作性，已在部分跨血管和神经的肿瘤手术中逐步开展，但血管损伤仍为其最严重的并发症之一。在本案例中，术者采用单一的内镜扩大经鼻手术入路，将肿瘤镜下全切除。但是在分离左侧 A2 段腹侧面与肿瘤间的粘连时发生分支血管破裂，造成动脉性出血。在脑血管组专家的配合下，经及时有效的抢救措施后，该患者转危为安。该病例充分体现了巨大分叶状侵袭性垂体腺瘤手术的危险性，术前、术中应做好充分的预案。（详见下文，病例点评部分"三、内镜经鼻手术中动脉性损伤的预防和处理"）

开颅手术适用于偏侧生长（超过颈内动脉分叉部）、包绕 Willis 环、多分叶状生长、主体位于视交叉背侧或蝶骨平台上方的鞍区肿瘤。对于体积巨大、形态不规则的侵袭性垂体瘤，如肿瘤广泛破坏颅底骨质造成颅内外沟通，压迫脑干、下丘脑、第三脑室，甚至长入侧脑室，包裹视神经和颈内动脉等重要血管，需尽可能多地切除肿瘤，以充分解除肿瘤压迫，开放受阻的脑脊液循环，并减少和避免术后残瘤出血风险。当单纯经鼻入路或者单纯开颅手术都无法达到"最大限度切除肿瘤"的目的时，当功能型垂体腺瘤为达到术后内分泌缓解时，应考虑采用"经鼻＋开颅"联合入路。开颅可采用经眶上锁孔、眶上外侧、改良翼点、纵裂及侧脑室等入路，经鼻通常采用内镜下扩大经鼻入路。

三、内镜经鼻手术中动脉性损伤的预防和处理

在内镜经鼻手术中，血管损伤常见于颈内动脉、前交通动脉、大脑前动脉和后交通动脉等。虽发生率仅为 0.2% ～ 2%，但其术

中处理困难，术后死亡率高，故备受重视。针对每一台手术，诊疗团队应个体化评估其术中血管损伤的风险，制定术中应急处理方案，规范术后治疗和随访流程。

1. 术前评估：患者术前需行 MRA 或 CTA 检查，以明确是否存在动脉瘤、血管畸形或解剖变异等情况，并初步了解肿瘤是否包裹血管及与血管间的粘连程度。对特殊病例，如合并动脉瘤、肿瘤巨大包绕多处血管、既往手术有血管损伤病史、或有严重脑梗病史等，可行全脑 DSA 检查，以进一步明确血管与肿瘤之间的关系，了解脑血供及其代偿情况，作为术中发生血管损伤后行动脉栓塞和血管搭桥的参考依据。

2. 术中处理：术中动脉损伤主要发生于鞍底暴露时和肿瘤周围粘连血管分离时。因此，在暴露鞍底的过程中，应熟悉解剖标志，还可借助术中导航和多普勒定位血管。在分离肿瘤周围粘连血管时，应注意保持直视下操作，对肿瘤有瘢痕增生、纤维粘连和钙化包裹等改变的病例，切勿强行分离。针对术中突发的血管损伤，首要任务是控制出血，可采用脑棉压迫止血，再清除术野内积血，配合使用吸引器明确出血部位和破口大小，以选择合适的处理方法。如为分支血管的损伤，可直接电凝或夹闭止血；海绵窦内颈内动脉损伤，可先予以填塞止血，再行 DSA 明确出血部位和周围侧支循环情况，结合脑血管组专家意见行血管内覆膜支架植入或血管闭塞术；其他主要血管的损伤，如大脑前动脉、前交通动脉和后交通动脉等，可采用内镜或开颅夹闭，并急诊行 DSA 明确远端通畅性和有无侧支循环代偿，如有远端缺血表现，可考虑行血管搭桥。在有条件的情况下，DSA 复合手术室能够提

笔记

高复杂病变内镜经鼻手术的安全性。

3.术后治疗及随访：患者术后需严格控制血压，收缩压保持在120～140 mmHg，避免脑梗死或再次出血。对于有支架植入的患者，术后需服用双抗（抗血小板＋抗凝治疗），并监测DIC和血栓弹力图，动态调整药物剂量。严密观察患者意识、肢体活动和语言表达情况，如有血管闭塞的高危因素或脑梗死表现，需及时行头颅MRI检查和脑灌注评估，动态监测脑梗死范围。术后1周及3个月复查时，建议增加头颅MRA或CTA检查，以排除假性动脉瘤。

病例提供者：叶钊、倪伟

点评专家：周翔、赵曜

参考文献

1. ABOU-AL-SHAAR H, MALLELA A N, PATEL A, et al. The role of endoscopic endonasal surgery in the management of prolactinomas based on their invasiveness into the cavernous sinus, Pituitary, 2022, 25（3）: 508-519.

2. BERGER G, ŁUKASIEWICZ A, GRINEVYCH V, et al. Preoperative assessment of the risk of cavernous ICA injury in endoscopic transsphenoidal surgery. Pol Przegl Chir, 2019, 92（2）: 1-7.

3. CAI X M, ZHU J H, YANG J, et al. Are dopamine agonists still the first-choice treatment for prolactinoma in the era of endoscopy? A systematic review and meta-analysis. Chin Neurosurg J, 2022, 8（1）: 9.

4. HAIDER S A, LEVY S, ROCK J P, et al. Prolactinoma: medical and surgical considerations. Otolaryngol Clin North Am, 2022（2）, 55: 305-314.

5. KAHILOGULLARI G, BAYKARA Y, EROGLU U, et al. Comparison of three surgical approaches for frontobasal meningiomas: purely endoscopic endonasal, purely microscopic bifrontal transcranial, and combined endoscopic and microscopic

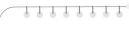
supraorbital transciliary approaches. J Craniofac Surg，2021，32（3）：844-850.

6. LIU X H，FENG M，DAI C X，et al. Internal carotid artery injury in the endoscopic transsphenoidal surgery for pituitary adenoma：an uncommon case and literature review. Gland Surg，2020，9（4）：1036-1041.

7. Wang C W，Zhang Y L，Wang J G，et al. Anterior cerebral artery rupture during extended endoscopic endonasal transsphenoidal approach for severely calcified craniopharyngioma. World Neurosurg，2019，126：537-540.

第8章
多次复发的垂体瘤合并动脉瘤1例

病历摘要

　　患者，女性，40岁。主诉：两次经鼻垂体瘤术后3年复发。现病史：患者2014年因月经不规律伴左侧视野缺损于外院行磁共振检查，提示垂体瘤，外院行经鼻垂体瘤切除术，病理为促肾上腺皮质激素型垂体腺瘤，术后患者症状改善。2017年外院复查头颅磁共振示垂体瘤复发，并伴有颅内多发动脉瘤，遂于当年分别行双侧颈内动脉床突段动脉瘤栓塞术及经鼻垂体瘤切除术。近年来患者再次出现右眼视物模糊，于2020年末随访复查垂体增强磁共振示鞍区占位，垂体瘤复发。病程中患者无眼睑下垂，无面貌改变，无手足增大，无向心性肥胖、紫纹，有月经紊乱，无溢乳，无心悸、胸闷等症状，现为行进一步治疗入院。

查体：左眼视力 1.0，右眼视力 1.0，瞳孔对光反射正常，晶体透明，眼球活动正常，视盘边界清，视野：左眼未见异常，右眼颞侧暗点。余神经系统查体未见明显异常。

患者入院后行多学科评估。

内分泌评估：

肾上腺轴：随机测促肾上腺皮质激素 23.7 pg/mL，皮质醇 5.43 μg/dL。评估肾上腺轴分泌功能低下。

性腺轴：黄体生成素 0.62 IU/L，卵泡刺激素 1.84 IU/L，雌二醇 43.5 pmol/L，黄体酮 7.3 nmol/L。

甲状腺轴：促甲状腺激素 3.18 mIU/L，甲状腺素 62.8 nmol/L↓，游离甲状腺素 13.66 pmol/L。甲状腺功能基本正常。

生长激素 1.31 ng/mL，胰岛素样生长因子 -1 117.5 μg/L。

泌乳素 0.35 ng/mL。

鞍区磁共振增强（图 8-1）：鞍区可见形态不规则肿块影，增强后病灶不均匀强化，累及蝶窦、斜坡上部、左侧海绵窦、左侧颞叶及脑干。左侧颈内动脉、大脑中动脉被包绕。垂体柄右偏。结合临床，考虑侵袭性垂体瘤。

患者入院后首先予数字减影血管造影检查（图 8-2），结果示：双侧颈内动脉床突段动脉瘤栓塞术后，未见动脉瘤残留及复发。2021 年 1 月行左侧改良翼点入路垂体瘤切除术，术中见肿瘤灰红色，质地软，血供非常丰富。肿瘤部分位于左侧海绵窦内，包绕左侧颈内动脉，部分突破海绵窦长到左颞深部、丘脑基底节，向后下方生长到天幕下方脑干前方，包绕左侧大脑后动脉、后交通动脉、动眼神经等，压迫基底动脉和脑干。最后肿瘤行镜下大部切除，脑干前方及鞍内少量肿瘤残留。术后病理为：垂体腺瘤，T-PIT（部分＋），ACTH（个别＋），Ki67（4%＋），P53（－），余垂体激素与转录因子免疫染色阴性。

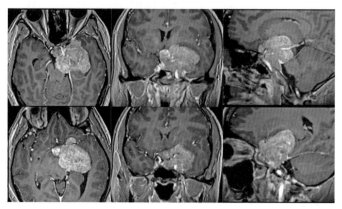

巨大复发侵袭性垂体瘤术前 T_1 增强磁共振提示肿瘤侵犯左侧海绵窦，包绕颈内动脉，压迫左侧颞叶和脑干（从左到右依次为水平位、冠状位、矢状位）。

图 8-1　术前 T_1 增强 MRI

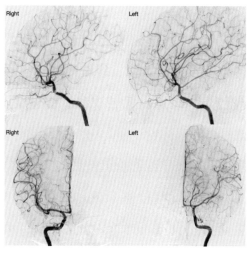

数字减影血管造影提示双侧颈内动脉床突段动脉瘤栓塞术后，未见动脉瘤残留及复发。

图 8-2　术前 DSA

笔记

　　术后患者 KPS 评分 100 分，无神经功能缺失，术后 3 个月复查垂体 MRI 提示仍有肿瘤残留（图 8-3），内分泌评估：肾上腺

皮质轴、甲状腺轴及性腺轴正常；垂体后叶功能正常；未予激素
替代。

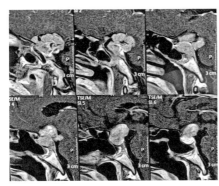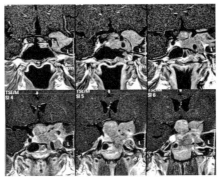

巨大复发侵袭性垂体瘤术后磁共振提示肿瘤大部切除（左：矢状位；右：冠状位）。

图 8-3　术后 T_1 增强 MRI

术后 3 个月评估后予同步放化疗 + 辅助化疗。同步放化疗
期：普通调强适形放疗，共 54 Gy，每次 2 Gy×27 次；替莫唑胺
（每日 75 mg/m² 体表面积）口服。同步放化疗期后停药 28 天，
然后开始维持治疗期：共 6 个周期，每个周期替莫唑胺（每日
150 ~ 200 mg/m² 体表面积），连续用药 5 天，停药 23 天。同步
治疗后动态随访垂体磁共振提示残留肿瘤明显缩小（图 8-4）。

病例分析

该病例患者病程长，从而向我们展示了多次复发巨大侵袭性
无功能性垂体腺瘤的综合诊疗过程。患者为青年女性，首诊为巨
大侵袭性无功能性垂体瘤。外院多次手术后肿瘤仍有进展，且术
前磁共振血管造影提示颅内多发动脉瘤。考虑到该患者有反复手
术史，开颅动脉瘤夹闭风险较大，且颅内动脉形态较规则，术前
可通过栓塞处理。

| 同步放化疗前 | 化疗结束 | 维持治疗期 3 个月 | 维持治疗期 6 个月 |

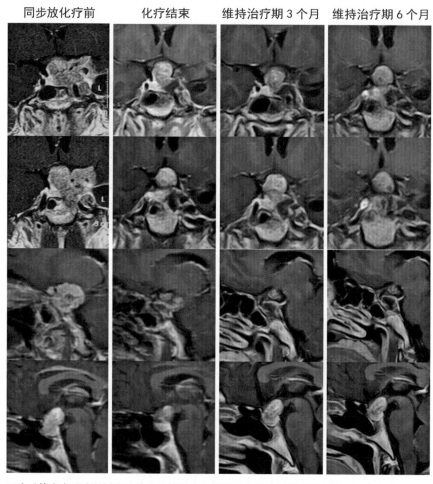

巨大垂体瘤术后残留同步放化疗及辅助化疗期间动态随访增强磁共振提示肿瘤大部退缩。

图 8-4　同步放化疗期间 T_1 增强 MRI

　　该患者因多次手术，术中肿瘤周边有疤痕形成，且患者伴有多发颅内动脉瘤，本次手术中肿瘤未能全切。在患者对放射治疗可能出现的垂体功能减退等风险充分理解的前提下，考虑予以局部放射治疗。此外，本中心正在开展替莫唑胺联合放疗治疗多次复发垂体腺瘤的前瞻性多中心临床研究，该受试者知情同意后予替莫唑胺口服，行同步放化疗。

　　该患者通过多次手术、放疗及替莫唑胺综合治疗，肿瘤压迫症状基本解除，目前仍有部分肿瘤局限于中线部位，后续拟再次经鼻手术，但其远期效果如何，还待后续随访。

病例点评

一、垂体瘤合并动脉瘤的诊治

韩国延世大学垂体瘤中心回顾了 2004—2010 年间接受手术的垂体瘤患者，发现 2.3% 的患者伴发颅内动脉瘤，且与对照组相比，垂体瘤患者的动脉瘤发生率增加。多因素分析显示，老年患者及海绵窦浸润与颅内动脉瘤的发病率增加相关。国内重庆新桥医院的回顾性研究亦发现垂体瘤患者中颅内动脉瘤的发生率增加。金垂体团队术前常规行头颅 MRA 或 CTA 检查，发现 1436 例鞍区肿瘤患者中有 37 例合并颅内动脉瘤，发生率为 2.6%，其中前循环动脉瘤 29 例、后循环动脉瘤 8 例。

据文献报道，垂体瘤围手术期颅内动脉瘤可发生破裂导致蛛网膜下腔出血，增加手术并发症。颈内动脉海绵窦段动脉瘤由于其硬膜外起源，破裂相关的发病率和死亡率较低，因此可予保守治疗。然而，延伸到垂体瘤内的动脉瘤破裂可能表现为视觉、眼球运动和内分泌功能障碍，且手术切除肿瘤时可发生灾难性的破裂。因此，这些罕见病例中，对垂体瘤进行手术干预前需要先处理伴随的动脉瘤。

对于确需处理的动脉瘤，存在多种治疗选择。弹簧圈栓塞术通常术后不需要使用抗血小板药物，是处理动脉瘤的首选方案。然而，血管内栓塞高度依赖于动脉瘤的形态，部分动脉瘤可能存在闭塞不完全或复发。对于宽颈及其他不适合直接栓塞的动脉瘤，可以使用支架辅助或血流导向技术。然而，支架或者血流导向装置术后需要使用不少于 6 个月的单药或双药抗血小板治疗来降低血栓栓塞并发症的风险。因此，这些患者需推迟 6 个月接受垂体瘤手术，适用于肿瘤较小、无症状或症状较轻微的患者。

如肿瘤较大、有视路结构压迫症状需限期手术或无法长期使用抗血小板药物且不适合单纯弹簧圈栓塞的患者，则必须考虑替代治疗方案。其中联合经鼻入路垂体瘤切除与经颅入路动脉瘤夹闭可安全地切除肿瘤并夹闭动脉瘤。若采用分期方法在垂体瘤切除之前夹闭 Willis 环附近的动脉瘤，可能因为肿瘤阻挡导致夹闭工作空间狭小，将给动脉瘤夹闭带来困难。因此，为了保护载瘤动脉及其穿支，至少需要切除部分肿瘤，但肿瘤残留会增加术后出血的风险。因此，经鼻开颅同步手术似乎比分期手术更合理，开颅入路可在动脉瘤近端和远端控制流量，然后经鼻进行微创肿瘤切除，最后开颅组夹闭动脉瘤。对于适合开颅手术的垂体大腺瘤且合并动脉瘤的患者，可以行开颅手术切除肿瘤同时夹闭动脉瘤。对于垂体瘤合并适合内镜经鼻夹闭的动脉瘤的患者，也可以考虑内镜经鼻切除肿瘤同时夹闭动脉瘤。但内镜经鼻处理颅内动脉瘤操作比较困难，动脉瘤出血较难控制，需要有足够的经验才做此考虑。本例患者颅内动脉形态较规则，术前可通过栓塞处理。

二、难治性垂体瘤的定义

难治性垂体瘤的定义是影像上属侵袭性生长的肿瘤，且通常快速生长，临床上虽经最佳的（手术、放疗和常规药物）标准化治疗，肿瘤仍继续生长。关于快速生长的定义，协和医院曾对 44

例难治性垂体瘤的肿瘤增长速度进行研究，发现肿瘤体积平均每月大于 2.2% 的增长可用于判断难治性垂体瘤。此外，对所有垂体瘤进行组织病理学分析，包括垂体激素的免疫组化检测，可发现一些易进展为难治性垂体瘤的高危类型。这些高危类型在无功能垂体腺瘤中，主要包括静默型促肾上腺激素型垂体瘤及静默型未成熟 PIT-1 细胞谱系肿瘤。病理学检查还包括 Ki67 增殖指数，p53 免疫染色和有丝分裂计数，当 Ki67 指数 ≥ 3%、p53 免疫染色阳性及有丝分裂计数大于 2/10 高倍视野提示肿瘤增殖活性高。

本例患者为静默型促肾上腺激素型垂体瘤，Ki67 增殖指数 ≥ 3%，多次复发，本次手术未能全切，虽与难治性垂体瘤的诊断标准有差距，但符合本中心正在开展的替莫唑胺联合放疗治疗多次复发垂体腺瘤的前瞻性多中心临床研究的入组条件。

金垂体团队在反复手术（≥ 3 次）的无功能垂体瘤患者中发现，52.5% 的病例 Ki67 ≥ 3%，37.5% 的病例 p53 免疫染色阳性，45% 的病例为静默型促肾上腺激素型垂体瘤，25% 的病例为静默型未成熟 PIT-1 细胞谱系肿瘤。

三、难治性垂体瘤的治疗

手术可部分切除肿瘤，但要兼顾安全性，手术的致死致残率与主刀医师的经验直接相关。使用内窥镜技术直视下观察肿瘤，有助于更大范围地切除累及海绵窦、鞍旁的难治性垂体瘤。开颅入路有利于切除累及鞍上部分的肿瘤。难治性垂体瘤的患者既往接受过多次手术及放射治疗，此种情况下虽无法全切除肿瘤，仍可考虑通过手术解决视交叉、第三脑室、脑干受压及脑积水等。

所有难治性垂体瘤患者需接受放射治疗，包括适形放射放疗和

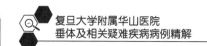

立体定向放射外科治疗。适形放射放疗通常分 25～30 次，总剂量 45～54 Gy。立体定向放射外科治疗，属单次剂量照射治疗，原则上尽可能地用高剂量或者多次大分割治疗来提高累积剂量。若单次照射可能损伤视觉通路，为保护视觉通路，可采取大分割放射外科治疗。最常见的放射治疗后的长期并发症为单轴或多轴垂体功能低下，因此需要教育指导患者终身定期检测，及早发现垂体功能低下并予以替代。

欧洲内分泌协会关于难治性垂体瘤的指南建议，使用替莫唑胺单药作为一线药物治疗有肿瘤进展的难治性垂体瘤。2006 年文献第一次报道使用替莫唑胺治疗 4 例难治性垂体瘤。2010—2016，共 11 项研究采用替莫唑胺治疗难治性垂体瘤，共纳入 106 例患者，其中 34 例患有垂体腺癌，治疗方案为替莫唑胺（每日 150～200 mg/m^2 体表面积），连续 5 日为 1 个周期，每 4 周重复。有 47%（95% 置信区间 36%～58%）的患者出现肿瘤体积的缩小。虽然这些研究都是单臂研究，但考虑到自然情况下肿瘤缩小不太可能发生，有理由推荐使用替莫唑胺作为难治性垂体瘤的药物治疗方案。

此外，该指南还建议，对于肿瘤增长迅速的患者，可予以替莫唑胺与放疗同步进行。Stupp 方案是胶质母细胞瘤患者的常用同步放化疗方案。同步放疗期：普通调强适形放疗，共 54 Gy，每次 2 Gy，共 27 次；替莫唑胺（每日 75 mg/m^2 体表面积）口服。同步放疗期后停药 28 天，开始维持治疗期：共 6 个周期，每个周期替莫唑胺（每日 150～200 mg/m^2 体表面积），连续用药 5 天，停药 23 天。Stupp 方案已在少数垂体瘤患者中使用，共有 17 例报

告，有效率为76%，高于单药替莫唑胺的报道。然而，替莫唑胺
与放射治疗同步进行，患者是否能从中获益，尚无高级别的循证
依据，因此无法建议其作为一线治疗常规使用。

病例提供者：乔霓丹

点评专家：周翔、张南、赵曜

参考文献

1. CHATZELLIS E，ALEXANDRAKI K I，ANDROULAKIS I I，et al. Aggressive pituitary tumors. Neuroendocrinology，2015，101（2）：87-104.

2. HANAK B W，ZADA G，NAYAR V V，et al. Cerebral aneurysms with intrasellar extension：a systematic review of clinical，anatomical，and treatment characteristics. J Neurosurg，2012，116（1）：164-178.

3. Hu J，Lin Z，Zhang Y，et al. Prevalence of unruptured intracranial aneurysms coexisting with pituitary adenomas. World Neurosurg，2019，126：e526-e533.

4. Lizzul L，Lombardi G，Barbot M，et al. Long-course temozolomide in aggressive pituitary adenoma：real-life experience in two tertiary care centers and review of the literature. Pituitary，2020，23（4）：359-366.

5. LIU X，DAI C，BAO X，et al. The clinical and pathological characteristics of refractory pituitary adenomas：a single center experience. Front Oncol，2022，12：846614.

6. OH M C，KIM E H，KIM S H. Coexistence of intracranial aneurysm in 800 patients with surgically confirmed pituitary adenoma. J Neurosurg，2012，116（5）：942-947.

7. PIPER K J，KARSY M，BARTON B，et al. Management of coincident pituitary macroadenoma and cavernous carotid aneurysm：a systematic literature review. J Neurol Surg Rep，2021，82（3）：e25-e31.

8. RAVEROT G，BURMAN P，MCCORMACK A，et al. European society of endocrinology clinical practice guidelines for the management of aggressive pituitary tumours and carcinomas. Eur J Endocrinol，2018，178（1）：G1-G24.

第9章
鞍上异位垂体腺瘤1例

病历摘要

患者，男性，57岁。主诉：因头晕检查发现鞍区占位半月余。现病史：患者于2021年2月因腹部不适住院检查，期间出现头晕，查心电图示房颤，头颅CT示鞍区等密度占位（图9-1A）。进一步至我院神经外科就诊。查体：双眼视力1.0，视野未见明显缺损。查MRI提示鞍区占位，约1.7 cm×2.3 cm×2.1 cm，形态不规则，T_1W等低信号、T_2W等高混杂信号、增强后不均匀强化，正常垂体和垂体柄信号位于病灶的后下方，视交叉和大脑前动脉位于病灶的上方（图9-1B～图9-1E）。查血PRL 9.31 ng/mL，FSH 5.64 IU/L，LH 4.29 IU/L，睾酮6.44 nmol/L↓，晨皮质醇12.47 μg/dL、小剂量ACTH兴奋试验后最高值18.86 μg/dL，ACTH 21.7 pg/mL，

笔记

GH 0.55 ng/mL，IGF-1 158 μg/L，TSH 5.32 mIU/L ↑，FT_4 11.45 pmol/L ↓，FT_3 4.90 pmol/L，甲胎蛋白（alpha-fetoprotein，AFP）3.68 ng/mL，尿比重 1.029。诊断为：鞍区肿瘤（颅咽管瘤？垂体腺瘤？垂体细胞瘤？）。于 2021 年 3 月在全麻下行内镜下经鼻入路鞍区肿瘤切除术，手术顺利，病理为 PIT-1 阳性多激素细胞腺瘤。术后患者诉视力下降，查体：双眼视力 0.6，双眼颞侧视野缺损，予加强扩容和营养神经治疗。术后 6 个月复查 MRI 提示鞍上肿瘤消失（图 9-2）。查体：左眼视力 1.0，右眼视力不到 1.0，双眼颞侧视野缺损，较术后改善。查晨血皮质醇 8.43 μg/dL、小剂量 ACTH 兴奋试验后最高值 18.86 μg/dL，PRL 19.62 ng/mL，FSH 5.44 IU/L，LH 4.12 IU/L，睾酮 9.020 nmol/L，TSH 4.18 mIU/L，FT_4 10.6 pmol/L ↓，FT_3 4.59 pmol/L，尿比重 1.030，予优甲乐 25 μg/d 口服。

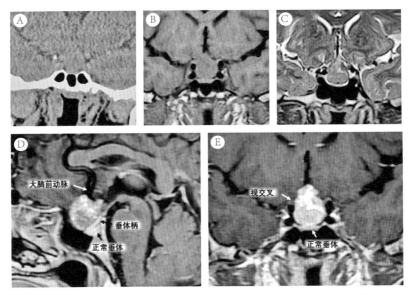

A：冠状位 CT 显示鞍区等密度占位；B：冠状位 T_1 平扫 MRI 显示病灶呈等信号；C：冠状位 T_2 平扫 MRI 显示病灶呈等高信号；D：矢状位 T_1 增强 MRI 显示病灶位于正常垂体和垂体柄的前上方；E：冠状位 T_1 增强 MRI 显示病灶不均匀强化。

图 9-1　术前 MRI

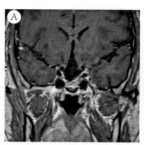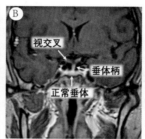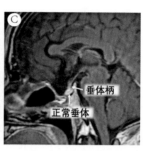

A、B：冠状位 T₁ 增强 MRI 显示病灶全切除，视交叉、垂体柄、正常垂体保留；

C：矢状位 T₁ 增强 MRI 显示病灶全切除。

图 9-2　术后 6 个月 MRI

病例分析

　　患者系中老年男性，无特异性症状检查发现鞍区占位。MRI 可见正常垂体位于病灶下方，垂体柄位于其后方，形态基本正常，考虑该病灶位于鞍膈上方，为鞍上肿瘤。鞍上肿瘤的鉴别诊断主要包括颅咽管瘤、鞍结节 / 鞍膈脑膜瘤、生殖细胞肿瘤、下视丘胶质瘤、异位垂体腺瘤、垂体细胞瘤、鞍上 Rathke 囊肿、朗格汉斯细胞组织细胞增生症（langerhans cell histiocytosis，LCH）及其他罕见疾病。颅咽管瘤多以尿崩症起病，常表现为囊实性，CT 可有钙化或无钙化。鞍结节 / 鞍膈脑膜瘤一般强化较均匀，可见脑膜尾征。生殖细胞肿瘤好发于儿童和青少年，部分类型高表达 AFP 等肿瘤标志物，部分呈"双灶性"。下视丘胶质瘤多为 WHO Ⅰ 级，常见于儿童和青少年，MRI 可见视路结构肿胀、辨识不清。垂体大腺瘤多数将正常垂体挤压成偏侧的薄片状或不易辨识，异位垂体腺瘤可在鞍内见形态较正常的垂体结构。垂体细胞瘤是一种罕见的 WHO Ⅰ 级肿瘤，来源于神经垂体，术前一般没有特征性的影像学表现可以帮助明确诊断。Rathke 囊肿为囊性病灶，T_1W 略高信号多见，增强后无强化，T_2W 有时可见低信号的囊内结节。LCH 好发于儿童和青少年，可累及多个器官。结合本病例的症状、体征、生化和影像学表现，重点考虑颅咽管瘤、鞍上异位垂体腺瘤或垂体细胞瘤，确诊待病理。

手术在全麻内镜下进行，患者取仰卧位，上半身抬高约 20°，头右旋约 15°。从蝶窦开口处水平切开鼻中隔黏膜，保留鼻中隔黏膜的血供，折断骨性鼻中隔，切除蝶骨嘴，扩大暴露蝶窦前壁，进入蝶窦腔后，磨除窦腔内的分隔，定位鞍结节、视神经管、外侧视神经颈内动脉隐窝、斜坡旁颈内动脉、斜坡隐窝等结构，打开鞍底骨窗，咬开鞍结节。术中见前海绵间窦被压向底部，视交叉前沟明显增宽（图 9-3A）。切开鞍底和视交叉前沟硬膜，切开鞍膈，切开蛛网膜，释放脑脊液，见肿瘤位于鞍膈上方，正常垂体位于鞍膈下方，两者之间无明显的连续性（图 9-3B、图 9-3C）。肿瘤呈灰黄色、质地尚软、血供较丰富，瘤内减压后分离边界，见肿瘤与视交叉和大脑前动脉分支存在粘连，分离后予以切除，视交叉和垂体柄均保留完好（图 9-3D、图 9-3E）。妥善止血后，采用可吸收人工脑膜、自体脂肪、双层阔筋膜瓣修补（图 9-3F），碘仿纱条支撑 2 周。术后病理提示 PIT-1 阳性多激素细胞腺瘤，考虑为鞍上异位垂体腺瘤。

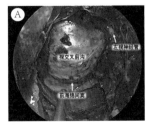
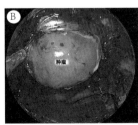
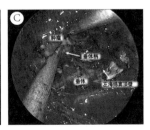

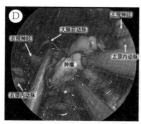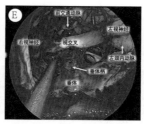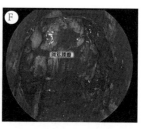

A：肿瘤占据鞍上，将前海绵间窦压向下方；B：显露肿瘤；C：肿瘤下极与垂体上表面和
垂体柄无明显的连续性；D：肿瘤上极与视交叉和大脑前动脉分支有粘连；E：肿瘤切除
后显示正常解剖结构；F：采用游离阔筋膜瓣行颅底重建。

图 9-3　术中高清内镜图像

病例点评

异位垂体腺瘤是指在蝶鞍外发现、无鞍内成分的垂体腺瘤。由于该病十分罕见，大部分是病例报道，因此，目前尚未有关于其发病率等流行病学的相关数据。关于异位垂体腺瘤的病因，主要的假说认为：胚胎发育过程中的 Rathke 囊细胞在从咽顶向上迁移至神经垂体的过程中，少量散落在腺垂体外的残余垂体细胞，沉积于迁移路径，后由于某些因素，形成异位垂体腺瘤。文献报道中异位垂体腺瘤的发生部位，如蝶窦、斜坡、鼻咽部、鞍上池、海绵窦、第三脑室下部等，均倾向于中线；在一定程度上支持上述假说。

异位垂体腺瘤的临床表现缺乏特异性，往往和部位相关。如鞍上异位垂体腺瘤多以视力下降起病，斜坡异位垂体腺瘤常表现为头痛和颅神经症状，鼻咽部异位垂体腺瘤主要表现为鼻衄和鼻通气障碍等，与相应部位的其他类型病变难以区分。就影像学而言，异位垂体腺瘤同样难以与相应部位的其他病变有效鉴别。就内分泌激素而言，即便患者具有典型的功能性垂体腺瘤表现，如肢端肥大症和库欣病，但同样存在碰撞瘤的可能（垂体内微小腺瘤合并蝶鞍外非垂体腺瘤）。因此，异位垂体腺瘤的术前诊断存在一定困难，确诊往往需要通过病理检查。

对既往病例报道的荟萃分析发现，异位垂体腺瘤和起源于蝶鞍的常规垂体腺瘤存在一定的差异。85%的异位垂体腺瘤分泌1种或多种垂体前叶激素，59%为功能性腺瘤；而常规垂体腺瘤中，功能性腺瘤的占比约为44%。功能性腺瘤在异位垂体腺瘤中的占比，显著较常规垂体腺瘤高（$P=0.018$）。在常规的功能性垂体腺瘤中最常见的是泌乳素瘤（61%），而异位的功能性垂体腺瘤中最常见的则是ACTH腺瘤（46%）。本报道中的病例，为PIT-1阳性多激素细胞腺瘤，临床无功能，与文献报道基本一致。此外，大多数常规垂体腺瘤属于良性和非侵袭性肿瘤，但异位垂体腺瘤倾向于表现出更具进袭性的生物学行为，部分病例可有骨质侵袭、肿瘤种植、坏死灶，甚至恶性变。目前尚不清楚其进袭性生物学行为的具体机制，但这些表现提醒我们，在异位垂体腺瘤的治疗中，可能需要更多的放疗干预。进一步的遗传或基因组学、转录组学分析或可更好地揭示异位垂体腺瘤的发病机制和临床转归。

总而言之，对于起源于从鼻咽部到鞍上区域且主体位于中线的病灶，需考虑异位垂体腺瘤的可能性。在手术过程中，应特别注意探查蝶鞍外病灶与鞍内垂体之间是否存在连续性。术后根据病理结果，结合手术切除程度，制定个体化的随访和综合治疗方案。

病例提供者：张启麟、沈明

点评专家：王镛斐

83

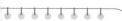
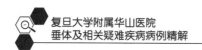

参考文献

1. AGELY A, OKROMELIDZE L, VILANILAM G K, et al. Ectopic pituitary adenomas: common presentations of a rare entity. Pituitary, 2019, 22（4）: 339-343.

2. CAMPANA C, NISTA F, CASTELLETTI L, et al. Clinical and radiological presentation of parasellar ectopic pituitary adenomas: case series and systematic review of the literature. J Endocrinol Invest, 2022.

3. LI X, ZHAO B, HOU B, et al. Case report and literature review: ectopic thyrotropin-secreting pituitary adenoma in the suprasellar region. Front Endocrinol（Lausanne）, 2021, 12: 619161.

4. ORTIZ E, PELDOZA M, MONNIER E, et al. Ectopic pituitary adenoma of the TSH-secreting sphenoidal sinus with excellent response to somatostatin analogs. Theory of the embryogenesis and literature review from a clinical case. Steroids, 2020, 154: 108535.

5. RICCIO L, DONOFRIO C A, TOMACELLI G, et al. Ectopic GH-secreting pituitary adenoma of the clivus: systematic literature review of a challenging tumour. Pituitary, 2020, 23（4）: 457-466.

6. SHUMAN W, LOEWENSTERN J, PAI A, et al. Variability in clinical presentation and pathologic implications of ectopic pituitary tumors: critical review of literature. World Neurosurg, 2019, 122: 397-403.

7. SUN X, LU L, FENG M, et al. Cushing syndrome caused by ectopic adrenocorticotropic hormone-secreting pituitary adenomas: case report and literature review. World Neurosurg, 2020, 142: 75-86.

笔记

第 10 章
内镜扩大经鼻视交叉上-下联合入路切除三脑室型颅咽管瘤 1 例

病历摘要

患者，男性，59 岁。主诉：视力下降 5 年余、加重伴记忆力减退 3 月余。现病史：患者 2015 年 1 月起出现双眼视力下降，就诊于外院眼科，诊断为"疑似青光眼"。此后，患者症状逐渐加重，2020 年 8 月视力明显下降并出现视野缺损，伴记忆力减退，做头颅 MRI 增强提示：鞍上、第三脑室区可见一团块状异常信号影，大小约 2.5 cm×1.7 cm×2.3 cm，边界较清，其内信号欠均匀，T_1W 等低信号，T_2W 等高信号，增强后病灶明显强化，向上至室间孔，视交叉和垂体柄位于病灶下方，Flair 序列见病灶呈等高信号、瘤周水肿不明显（图 10-1）。进一步转诊至我院神经外科，入院查体：右眼视力 0.6、左眼视力 0.3，右眼视野生理盲点扩大、左眼鼻上方视野缺损，眼压偏高；余无明显异常。查血 PRL 13.79 ng/mL，FSH 3.91 IU/L，LH 3.43 IU/L，睾酮 3.87 nmol/L ↓，晨皮质醇 11.6 μg/dL，ACTH 27.5 pg/mL，尿皮质醇 56 μg/24 h 尿，GH 0.05 ng/mL，IGF-1 160 μg/L，TSH 0.65 mIU/L，FT_4 13.4 pmol/L，FT_3 4.37 pmol/L，AFP 3.79 ng/mL，癌胚抗原（carcinoembryonic antigen，CEA）1.92 ng/mL，尿比重 1.007，尿渗透压 394 Mosm/kg H_2O。诊断为：①鞍区肿瘤（颅咽管瘤？）；②垂体前叶功能减退（性腺轴）。于 2020 年 11 月在我院神经外科全麻下行内镜下扩大经鼻入路（extended endoscopic endonasal approach，EEEA）颅咽管瘤切除术，手术顺利，病理检查结果为颅咽管瘤（乳头型）：Ki67（4%+），BRAFV600E（+）。术后复查 MRI 提示肿瘤全切除（图 10-2）；患者诉视力较术前下降，查体：左眼视力 0.1、右眼视力 0.15，视野检查配合度差，予激素、扩容、营养神经治疗。出院后眼科门诊随访，测眼压偏高，诊断为高眼压症，予他氟前列素滴眼液、溴莫尼定滴眼液、卡替洛尔滴眼液对症治疗。术后 1 个月、3 个月、6 个月、1 年定期内分泌科住院随访。术后 1 年复查垂体 MRI 增强未见肿瘤残留或复发（图 10-3）。查体：左眼视力 0.15、右眼视力 0.25，右眼颞侧视野缺损、左眼颞侧及鼻上方视野缺损，较手术后有所改善。查血皮质醇 2.46 μg/dL ↓、ACTH 14.6 pg/mL，PRL 单体 21.8 ng/mL ↑，FSH 0.9 IU/L ↓，LH 1.01 IU/L ↓，睾酮 1.9 nmol/L ↓，TSH 0.01 mIU/L ↓，FT_4 7.33 pmol/L ↓，FT_3 4.24 pmol/L，尿渗透压 139 Mosm/kg H_2O ↓。诊断为全垂体功能减退（肾上腺轴、甲状腺轴、性腺轴、中枢性尿崩症），继续氢化可的松 20 mg/d、优甲乐 125 μg/d、十一酸睾酮 40 mg/d、去氨加压素片 0.15 mg/d 口服。

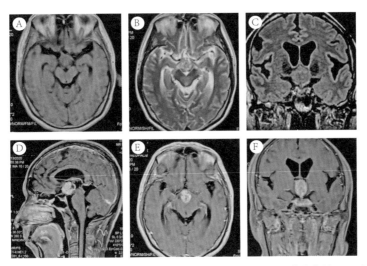

A：轴位 T_1W MRI 示病灶呈等低信号；B：轴位 T_2W MRI 示病灶呈等高信号；C：冠状位
Flair 示病灶呈等高信号、瘤周无明显水肿；D：矢状位、轴位、冠状位 T_1 增强 MRI 示病
灶强化明显，视交叉、垂体位于其下方，视交叉 – 垂体间隙较狭窄。

图 10-1　术前头颅 MRI

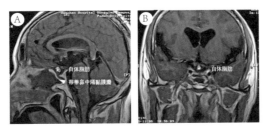

A：矢状位 T_1 增强 MRI 显示肿瘤全切除，垂体柄结构完好，带蒂鼻中隔黏膜瓣生长良好；
B：冠状位 T_1 增强 MRI 显示肿瘤全切除。

图 10-2　术后垂体 MRI 增强

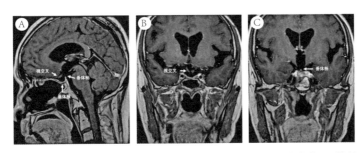

显示肿瘤全切除，未见复发，视交叉、垂体柄、垂体腺保留（A：矢状位 T_1 增强 MRI；
B、C：冠状位 T_1 增强 MRI）。

图 10-3　术后 1 年垂体 MRI 增强

病例分析

　　患者为中年男性，以视力下降、视野缺损症状起病。内分泌评估提示垂体前叶性腺轴功能减退，无中枢性尿崩症，肿瘤标志物检查结果正常。头颅 MRI 示鞍上、第三脑室区实质性肿瘤，增强后病灶强化明显，垂体柄和垂体腺信号可见。鞍上向第三脑室生长的肿瘤主要包括颅咽管瘤、生殖细胞瘤、下视丘胶质瘤等。生殖细胞肿瘤好发于儿童和青少年，部分类型高表达 AFP 等肿瘤标志物，部分呈"双灶性"。下视丘胶质瘤多为 WHO Ⅰ 级，常见于儿童和青少年，MRI 可见视路结构肿胀、辨识不清。颅咽管瘤来源于残存 Rathke 囊，为 WHO Ⅰ 级良性上皮性肿瘤，分为乳头型（papillary）和造釉细胞型（adamantinomatous），其好发年龄为 5 ～ 15 岁和 40 ～ 60 岁，多以视功能下降、垂体功能减退和下丘脑功能障碍等症状起病。结合本例患者的年龄、症状、体征、内分泌检查结果和影像学特征，首先考虑颅咽管瘤诊断。手术切除是颅咽管瘤的首选治疗措施。通过手术，可获得病理学诊断和分型，切除肿瘤、减少或延缓复发，以及保存或改善神经功能障碍症状。鞍上颅咽管瘤的手术入路主要包括开颅手术（transcranial approach，TCA）和内镜下扩大经鼻入路，各有优缺点。EEEA 具有广角视野、抵近观察、深部照明、暴露充分等优点，近年来已逐渐发展为颅咽管瘤的主要手术入路。能否实现全切除是影响颅咽管瘤预后最重要的因素之一，本例患者 MRI Flair 序列见肿瘤—下丘脑界面无明显水肿，提示下丘脑侵犯程度较轻，应力争全切除。本病例的另一个特点是，术前 MRI 显示 EEEA 处理鞍上病灶最主要的手术通道，即视交叉—垂体间隙较狭窄，术中可能会对第三脑室内病灶的充分显露和精细操作造成一定的困难。鉴于本例肿瘤的重心偏于视交叉平面以上，且将终板推向前方，因此，若术中无法通过视交叉下入路顺利切除肿瘤，则考虑通过视交叉上入路切开终板，联合视交叉下入路进一步显露和切除位于第三脑室内的残存肿瘤。

手术在全麻下进行，患者取仰卧位，肩下垫枕，上半身抬高20°、头后仰和右旋各 15°。左侧中鼻甲肥大、阻挡手术操作，予以切除。制作右侧带蒂鼻中隔黏膜瓣，按常规行蝶窦和后组筛窦开放，充分暴露鞍底、鞍结节和蝶骨平台，用显微磨钻磨除骨质。"工"字形切开鞍底和鞍结节硬膜，处理前海绵间窦，分离颅底蛛网膜。该肿瘤起源于垂体柄结节漏斗部，主体突入第三脑室。首先从视交叉下间隙沿垂体柄向上显露，在视交叉腹侧、垂体柄上端切开结节漏斗部，向第三脑室方向分离后见肿瘤，色灰黄、质地韧，术中冰冻检查提示颅咽管瘤。肿瘤主体位于视交叉平面以上且质地韧，视交叉下间隙狭小，瘤内减压后仍难以在直视下分离肿瘤上极与下丘脑的界面，遂联合视交叉上间隙入路，将前交通动脉复合体推向上方，暴露终板。垂直切开终板后，可以满意暴露肿瘤上极，进一步瘤内减压后，在直视下将肿瘤沿胶质增生带分离，全切除之（图 10-4A）。肿瘤切除后，见视交叉、大脑前动脉、垂体柄、下丘脑均保护完好（图 10-4B、图 10-4C）。常规采用可吸收人工硬膜、自体脂肪、阔筋膜、带蒂鼻中隔黏膜瓣行多层颅底重建，碘仿纱条支撑 2 周。

据文献报道，颅咽管瘤术后肾上腺轴、甲状腺轴、性腺轴和垂体后叶功能低下的病例分别可达 55%、39%、80% 和 65%。另外，食欲亢进和肥胖的病例有 26% ～ 52%，还有精神行为异常、智力和记忆力减退、工作学习能力下降等。因此，笔者团队安排患者于术后 1 个月、3 个月、6 个月、1 年及以后每年至内分泌科住院随访，全面评估下丘脑—垂体—靶器官轴功能并做个体化调整，最大限度提高患者的生活质量。

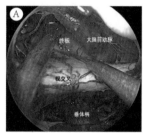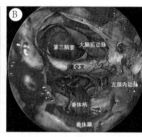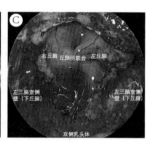

A：在视交叉上方暴露终板，肿瘤上极位于其下方；B：肿瘤全切后见视交叉、大脑前动脉、垂体柄、垂体腺保护完好；C：进入第三脑室内观察，下丘脑保护完好。

图 10-4　手术操作过程

📋 病例点评

颅咽管瘤是起源于残存 Rathke 囊的一类上皮性肿瘤，好发于鞍区、鞍上区，占颅内肿瘤的 2% ～ 5%。虽然其组织学外观是良性的，但其侵袭性和浸润性生长的生物学行为，造成了不容忽视的病死率和病残率。因此，颅咽管瘤是神经外科最具挑战性的颅脑肿瘤之一。通过手术治愈性全切除肿瘤，或次全切除后辅以放射治疗，是颅咽管瘤的主要治疗方式。近年来，亦有通过 BRAF 抑制剂靶向治疗 BRAF 突变型颅咽管瘤的报道。但是，外科手术仍是目前治愈该病最直接和高效的方法，所有颅咽管瘤手术都应以力争全切除为手术目的。

　　由于颅咽管瘤大多为视交叉后生长，TCA 受视神经、视交叉的阻挡，暴露不佳，存在诸多腹侧盲区，多需牵拉神经血管方可切除肿瘤，因此，术后神经功能障碍发生率偏高，残瘤或肿瘤复发率偏高也是非常棘手的问题。而 EEEA 的视野和操作方向顺应于肿瘤长轴，一般无须牵拉视神经和视交叉即可充分显露整个肿瘤范围，佐以神经内镜固有的广角视野、抵近放大和照明优势，已逐渐发展成为颅咽管瘤的主流手术方式。据大宗文献报道，EEEA 较 TCA 具有更高的全切除率、更优的视神经和内分泌功能保护率，且几乎不发生术后癫痫。随着颅底重建技术的进步，术后脑脊液漏发生率逐年下降。

　　目前的一些学者观点认为，以下几点为 EEEA 治疗颅咽管瘤的禁忌证（或相对禁忌证）：三脑室型颅咽管瘤（intraventricular craniopharyngioma，IVC）；视交叉–垂体间隙（手术通道）狭窄；肿瘤显著向侧方侵袭超越 Willis 环等。本例属于 IVC，根据 Pascual 分类法，IVC 可以分为纯三脑室型（strict IVC）和结节漏斗型（non-strict IVC or infundibulo-tuberal type）。既往认为纯三脑室型颅咽管瘤 EEEA 并无优势，大多数神经外科医生仍采用 TCA，如经终板入路和经胼胝体入路。然而，近年来随着 EEEA 在颅咽管瘤手术中的普遍应用和技术发展，有文献报道认为 EEEA 同样可以安全有效地处理 IVC，应作为 IVC 手术可供选择的入路之一。并且，关于纯三脑室型颅咽管瘤是否存在，目前尚存争议，国内漆松涛教授团队的组织胚胎学研究发现，该团队所有的 IVC 均位于软脑膜和第三脑室底神经组织外，换言之，影像学或手术所见的纯三脑室型颅咽管瘤仍归属于第三脑室外的结节漏斗型颅咽管瘤，完全可以考虑选择经鼻入路。本例患者的情况符合该类型颅咽管瘤的特点，因此采用 EEEA 手术入路。

本病例的另一特点和难点是肿瘤重心偏于视交叉平面以上，且视交叉—垂体间隙较狭窄。若术中肿瘤质地偏韧，通过常规的视交叉下入路减压后瘤体下陷不满意、无法直视肿瘤上极，则会对进一步安全、有效地切除残存肿瘤带来较大的困难。针对该情况，文献报道的应对策略主要有 2 种：一种是切除后床突、鞍背，行垂体移位，从而获取更低位的手术视角和路径，进一步显露和处理肿瘤上极；另一种是通过联合视交叉上入路，切开终板以显露和处理肿瘤上极。此两种改良的 EEEA 方案各有优缺点和适应证。低位路径方案更适用于肿瘤重心仍位于视交叉平面以下，但受限于过于狭窄的视交叉—垂体间隙，导致视交叉下手术通道不足以实施显微外科操作者。EEEA 视交叉上经终板入路，联合或不联合视交叉下入路，最早由国内张晓彪教授团队在 *Journal of neurosurgery* 杂志报道了 3 个病例。该方案更适用于肿瘤重心位于视交叉平面以上，且将终板向前方推移的病例；若切开终板后病灶仍位于视交叉—手术路径以下者，则不适合。当然，视交叉上—下联合入路可能存在因显露和操作需要而反复牵拉视交叉的情况，术中应合理应用手术间隙，尽可能减少对视交叉牵拉的幅度。本病例肿瘤重心偏于视交叉平面以上，且终板受压前移，因此，符合视交叉上—下联合入路的适应证。患者术后出现视功能下降，除去轻度青光眼因素外，可能和术中对视交叉的牵拉存在一定的关系。笔者团队通过 EEEA 视交叉上—下联合入路实现肿瘤全切除、下丘脑功能保护良好，对患者的总体预后而言是有利的。

病例提供者：马增翼

点评专家：沈明、王镛斐

参考文献

1. CAO L, WU W, KANG J, et al. Expanded transsphenoidal trans-lamina terminalis approach to tumors extending into the third ventricle: technique notes and a single institute experience. Front Oncol, 2021, 11: 761281.

2. FAN J, LIU Y, WANG C, et al. Reinvestigating tumor-ventricle relationship of craniopharyngiomas with predominantly ventricular involvement: an endoscopic endonasal series based on histopathological assessment. Front Oncol, 2021, 11: 740410.

3. FORBES J A, ORDONEZ-RUBIANO E G, TOMASIEWICZ H C, et al. Endonasal endoscopic transsphenoidal resection of intrinsic third ventricular craniopharyngioma: surgical results. J Neurosurg, 2018: 1-11.

4. GU Y, ZHANG X, HU F, et al. Suprachiasmatic translamina terminalis corridor used in endoscopic endonasal approach for resecting third ventricular craniopharyngioma. J Neurosurg, 2015, 122 (5): 1166-1172.

5. KOUTOUROUSIOU M, FERNANDEZ-MIRANDA J C, WANG E W, et al. The limits of transsellar/transtuberculum surgery for craniopharyngioma. J Neurosurg Sci, 2018, 62 (3): 301-309.

6. NISHIOKA H, FUKUHARA N, YAMAGUCHI-OKADA M, et al. Endoscopic endonasal surgery for purely intrathird ventricle craniopharyngioma. World Neurosurg, 2016, 91: 266-271.

7. PASCUAL J M, GONZALEZ-LLANOS F, BARRIOS L, et al. Intraventricular craniopharyngiomas: topographical classification and surgical approach selection based on an extensive overview. Acta Neurochir (Wien), 2004, 146 (8): 785-802.

笔记

8. PASCUAL J M, PRIETO R, CARRASCO R. Infundibulo-tuberal or not strictly intraventricular craniopharyngioma: evidence for a major topographical category. Acta Neurochir（Wien）, 2011, 153（12）: 2403-2425; discussion 2426.

9. QI S, LIU Y, WANG C, et al. Membrane structures between craniopharyngioma and the third ventricle floor based on the QST classification and its significance: a pathological study. J Neuropathol Exp Neurol, 2020, 79（9）: 966-974.

10. Seo Y, Kim Y H, Kim J H, et al. Outcomes of the endoscopic endonasal approach for tumors in the third ventricle or invading the third ventricle. J Clin Neurosci, 2021, 90: 302-310.

笔记

第 11 章
神经内镜下单侧后床突切除 – 鞍背移位 – 结节漏斗型颅咽管瘤切除术 1 例

📋 病历摘要

患者，女性，41 岁。主诉：产后月经紊乱 4 年余，间断头痛 10 天。现病史：患者 2017 年 4 月二胎剖腹产后出现停经，伴阴毛、腋毛较前减少，哺乳 10 个月断乳后仍无月经来潮。至外院妇科就诊后间断使用人工周期治疗，服药期间有月经来潮，停药后停经，并间断使用中药调理。2021 年 9 月患者出现头部阵发性胀痛；无视力减退、视野缺损、烦渴、多饮、多尿、反应迟钝、睡眠紊乱，食欲和体重无明显变化。既往有 2 次剖宫产史，均顺利。至我院就诊，查体：双眼视力 1.0，无视野缺损，双眼各向运动正常，无复视，其余神经系统查体未见明显异常。查头颅 MRI 示（图 11-1）：鞍上、第三脑室前部可见一类圆形异常信号影，大小约 2.0 cm×1.7 cm×1.5 cm，边界较清，T_1W 等低信号、T_2W 等高信号，增强扫描后呈不均匀强化，垂体柄受压向右侧移位，视交叉前置。头颅 CT 平扫及增强提示：瘤内钙化；肿瘤与右侧后交通动脉、大脑后动脉关系密切；三维重建后见右侧大脑前动脉 A1 段狭窄（图 11-2）。内分泌评估：ACTH 7.8 pg/mL，晨皮质醇 13.00 μg/dL，TSH 2.16 mIU/L，TT_4 114.0 nmol/L，TT_3 1.53 nmol/L，FT_4 17.50 pmol/L，FT_3 4.52 pmol/L，LH 0.24 IU/L ↓，FSH 5.9 IU/L，E_2 120 pmol/L，黄体酮 0.7 nmol/L，PRL 7.05 ng/mL，GH 0.30 ng/mL，IGF-1 159.0 μg/L，尿渗透压 892 Mosm/kgH_2O，尿比重 1.019，AFP 3.25 ng/mL，CEA 0.72 ng/mL，HCG ＜ 0.1 mIU/mL。诊断为：①鞍区肿瘤（颅咽管瘤）；②垂体前叶功能减退（性腺轴）。于 2021 年 10 月在我院神经外科全麻下行内镜下扩大经鼻入路颅咽管瘤切除术，手术顺利；术后患者视力、视野同术前，手术当天垂体 MRI 增强提示肿瘤全切（图 11-3），手术 1 周后出院。病理为颅咽管瘤（造釉细胞型）：Ki67（2%+），BRAFV600E（－）。术后 1 个月和 3 个月内分泌科住院评估，复查垂体 MRI 增强未见肿瘤残留或复发（图 11-4）。查体：双眼视力 1.0，无视野缺损。垂体前、后叶激素替代治疗中，查血皮质醇 0.9 μg/dL ↓、ACTH ＜ 1.5 pg/mL，PRL 单体 89.4 ng/mL ↑，FSH 1.3 IU/L，LH 0.56 IU/L，E_2：298 pmol/L，黄体酮＜ 0.2 nmol/L ↓，TSH 0.08 mIU/L ↓，FT_4 10.6 pmol/L ↓，FT_3 3.02 pmol/L ↓，尿渗透压 636 Mosm/kg H_2O。诊断为全垂体功能减退（肾上腺轴、甲状腺轴、性腺轴、中枢性尿崩症），继续氢化可的松 20 mg/d、优甲乐 50 μg/d、去氨加压素片 0.2 mg/d 口服及雌孕激素贯序治疗，并嘱内分泌科门诊定期随诊。

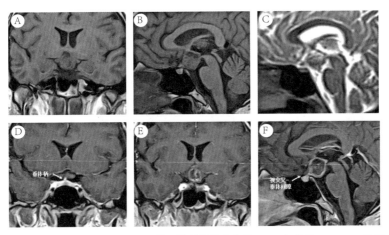

A、B：冠状位和矢状位 T_1W MRI 见鞍上等低信号占位灶；C：矢状位 T_2W MRI 见鞍上等
高信号占位灶；D：冠状位 T_1 增强 MRI 显示垂体柄右偏；E：冠状位 T_1 增强 MRI 显示
病灶不均匀强化；F：矢状位 T_1 增强 MRI 显示视交叉－垂体间隙狭窄。

图 11-1　术前垂体 MRI 平扫和增强

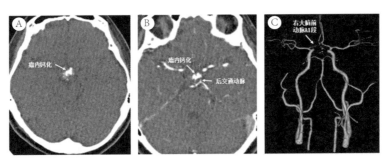

A：轴位 CT 平扫显示瘤内钙化；B：轴位 CT 增强显示肿瘤与右侧后交通动脉、大脑后
动脉关系密切；C：CTA 三维重建见右侧大脑前动脉 A1 段狭窄。

图 11-2　术前头 CT 平扫、增强及三维重建

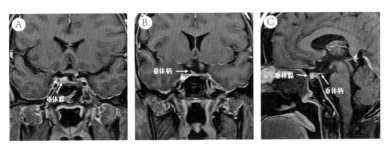

A、B：轴位 T_1 增强 MRI 显示肿瘤全切除，垂体柄和垂体腺大部保留；C：矢状位 T_1
增强 MRI 显示肿瘤全切除，垂体柄和垂体腺大部保留。

图 11-3　手术当天垂体 MRI 增强（iMRI）

笔记

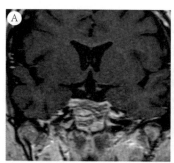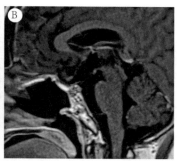

A：轴位 T₁ 增强 MRI 显示肿瘤全切除，未见复发；B：矢状位 T₁ 增强 MRI 显示肿瘤全
切除，未见复发。

图 11-4 术后 3 个月垂体 MRI 增强

病例分析

　　患者系中年女性，以垂体性腺轴功能减退症状起病。内分泌评估提示垂体前叶性腺轴功能减退，无尿崩症，肿瘤标志物检查结果正常。垂体 MRI 示鞍上、第三脑室前部占位，增强后呈不均匀强化，垂体柄和垂体腺信号可见，CT 可见瘤内钙化，因此诊断首先考虑颅咽管瘤，鉴别诊断还需除外生殖细胞瘤、视神经下丘脑胶质瘤等其他鞍区肿瘤。颅咽管瘤首选手术切除，通过手术，可获得病理学诊断和分子病理分型，切除肿瘤、解除下丘脑压迫，改善神经功能压迫症状。鞍上颅咽管瘤的手术入路主要包括开颅手术和内镜下扩大经鼻入路，各有优缺点。EEEA 具有广角视野、抵近观察、深部照明、暴露充分等优点，近年来已逐渐发展为颅咽管瘤的主要手术入路。该病例 MRI 提示视交叉—垂体通道（chiasm-pituitary corridor，CPC）极其狭窄，垂体柄向右侧移位，因此，拟行左侧后床突切除、鞍背移位以获取足够的显露范围和手术操作空间。

　　手术在全麻下进行，患者取仰卧位，肩下垫枕，上半身抬

高 20°、头后仰和右旋各 15°。制作右侧带蒂鼻中隔黏膜瓣，常
规开放蝶窦和后组筛窦，充分暴露鞍底、鞍结节、蝶骨平台和两
侧海绵窦前下壁等骨性标志，用显微磨钻磨除鞍结节和部分鞍
底、蝶骨平板骨质，向两侧暴露视神经颈内动脉内侧隐窝（图 11-
5A）。进一步磨除鞍背基底部，基底窦和下海绵间窦较发达，切
开右侧海绵间窦下壁后注入流体明胶以控制静脉性出血，在无血
环境下将鞍背骨折后向下移位，并切除左侧后床突（图 11-5B）。
"工"字形切开鞍底和鞍结节硬膜，处理前海绵间窦，分离蛛网
膜。如术前影像所示，垂体上表面紧贴视交叉，CPC 极其狭窄，
无法显露位于结节漏斗部并突入第三脑室的肿瘤（图 11-5C），因
此，笔者团队选择在垂体柄左侧纵行剖开垂体、牺牲部分垂体组
织，结合切除左侧后床突及鞍背下移后获得的空间，建立可以满
足显微外科操作的手术通道（图 11-5D）。该肿瘤起源于结节漏斗
部，主体突入第三脑室，需分离手术路径上的垂体上动脉漏斗支
和鞍膈支，妥善保护视交叉支后，在视交叉腹侧、垂体柄上端切
开结节漏斗部，方可充分显露肿瘤，后者色灰黄、质地韧、伴钙
化，符合颅咽管瘤的典型表现（图 11-5E）。瘤内减压后，沿瘤周
胶质增生带将肿瘤包膜从下方的第三脑室底、乳头体，上方的前
联合，以及两侧的下丘脑界面进行仔细的钝性和锐性分离（图 11-
5F、图 11-5G），最终完成全切除（图 11-5H）。肿瘤切除后，见视
交叉、垂体上动脉及下丘脑均保护完好（图 11-5I），垂体柄解剖
保留。常规采用可吸收人工硬膜、自体脂肪、阔筋膜、带蒂鼻中
隔黏膜瓣行多层颅底重建，碘仿纱条支撑 2 周。

　　垂体前、后叶功能减退是颅咽管瘤患者常见的起病症状之

一。据金垂体团队横断面数据显示，120 例成人颅咽管瘤患者术前 82.5% 存在至少一种激素缺乏，其中最常受累的是性腺轴（77.5%），其次为甲状腺轴（45.0%）和肾上腺轴（36.1%），28.3% 的患者表现为中枢性尿崩症。对于结节漏斗型或三脑室型颅咽管瘤而言，据文献报道，经外科手术后，原有的垂体功能减退加重，或出现新发的垂体功能减退者的占比可达 50% ～ 70%。因此，颅咽管瘤术前及术后随访阶段的内分泌评估是十分必要的；及时发现垂体功能减退并予以相应的激素替代治疗，可最大限度地提高患者围手术期和中远随访期的安全性。

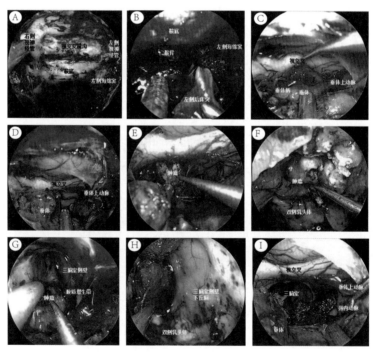

A：颅底骨窗显露范围；B：左侧后床突切除、鞍背骨折移位；C：探查鞍上池、评估手术通道大小；D：垂体部分切除联合左侧后床突切除、鞍背移位后获得的手术操作空间；E：切开结节漏斗部见肿瘤；F：从第三脑室底、双侧乳头体上分离肿瘤；G：沿胶质增生带从第三脑室侧壁、下丘脑界面分离肿瘤；H：肿瘤切除后第三脑室内图像；I：肿瘤全切除，视交叉、垂体上动脉视交叉支、颈内动脉等结构保留完好。

图 11-5　手术操作过程

病例点评

　　颅咽管瘤具有良性的组织学外观和"恶性"的生物学行为，高发于 5 ～ 15 岁儿童青少年和 40 ～ 60 岁成人两个年龄段，造成了不容忽视的病死率和病残率，是神经外科最具挑战性的颅脑肿瘤之一。通过手术治愈性全切除肿瘤，或次全切除后辅以放射治疗，是目前颅咽管瘤的主流治疗方式。近年来，亦有通过 BRAF 抑制剂靶向治疗 BRAF 突变型颅咽管瘤的报道。但是，外科手术仍是治愈该病最直接有效方法，手术策略应以力争全切除作为首先考虑。据大宗文献报道，EEEA 较 TCA 具有更高的全切除率、视神经和内分泌功能保护率，且几乎不发生癫痫。早期术后脑脊液鼻漏发生率虽然较高，但随着颅底修复技术的日益提高，近年来术后脑脊液鼻漏发生率仅为 0.6% ～ 5%。

　　目前认为，以下几点为 EEEA 治疗颅咽管瘤的禁忌证（或相对禁忌证）：IVC；CPC 狭窄；肿瘤显著向侧方侵袭超越 Willis 环等。关于 IVC 的阐述请见本书第 10 章 "内镜扩大经鼻视交叉上－下联合入路切除三脑室型颅咽管瘤 1 例" 病例点评部分第 3 段，在此不做赘述。CPC 是 EEEA 处理视交叉后病变最常用的手术通道，亦是 EEEA 相较于 TCA 最大的优势之一。该间隙的前界为视交叉，具有一定的活动度，但过度牵拉可能导致视神经功能损伤；后界受限于垂体腺组织和骨性的鞍背、后床突。尽管 Omay 等提出 CPC 的大小不影响该团队通过常规 EEEA 处理鞍上型颅咽管瘤的能力，但该组病例的 CPC 为 5.2 ～ 19.1 mm；因此，对于 CPC ＜ 5 mm 的病例是否适用，尚未得到证实。也有研究者提出可使用大

笔记

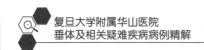

角度的内镜和特殊手术器械进行"拖拽"操作，但该类操作存在较大的不确定性，往往增加潜在的血管损伤风险，应避免。

对于 CPC 过于狭窄的病例，有 2 种改良的 EEEA 方案可供选择：一种是内镜下扩大经鼻经终板入路；另一种为垂体移位，部分病例需联合后床突、鞍背切除。经终板入路在视交叉上方切开终板以获得足够的暴露，一般更适用于肿瘤向前方压迫终板的病例，详见本书第 10 章"内镜扩大经鼻视交叉上—下联合入路切除三脑室型颅咽管瘤 1 例"；而本例肿瘤无明显前倾，不适用于该入路。因此，我们选择通过增加后方操作空间的方式完成该例手术。

后床突是位于鞍背外上方的一对骨性隆起，有后岩床韧带和床突间韧带附着。Ohata 等研究发现：后床突、鞍背切除后可同时拓宽垂直和水平方向的操作空间，术野显露范围可增加 2.2 倍；侵犯上斜坡、位于鞍背后方、脚间池或脑桥前池的各种类型肿瘤是该技术的适应证。后床突切除的方法主要分为硬膜外切除和经海绵窦硬膜间切除 2 种，何种方法更安全有效尚有争议。既往文献报道的后床突切除多联合鞍背切除，以充分暴露脚间池和桥前池上端；本例肿瘤较小，下极未深入桥前池。因此，我们简化为将鞍背骨折后向下移位，结合垂体部分切除以获取足够的操作空间。术中实际情况证实该简化方案切实可行。考虑到后床突形态尖锐且位于海绵窦内、与颈内动脉及动眼神经关系较密切，术中非直视下多次移位可能有潜在的风险；因此，我们认为将其切除更安全，而非做骨折移位处理。

本病例术后双眼视功能完全保留，体现了该入路处理 CPC 狭窄的结节漏斗型颅咽管瘤的价值。该患者术后新发全垂体功能减退与术中对结节漏斗部的操作有关，而非垂体部分切除，根据文献报道，无论是否保留垂体，结节漏斗型或三脑室型颅咽管瘤术后发生全垂体功能减退的概率均较高；因此，针对该类型颅咽管瘤，通过更为简便易行的部分垂体切除以增加手术空间，可能也是一种较为合理的选择。当然，手术前后的内分泌下丘脑功能评估和合理的激素替代治疗，不但可以保证患者术后的生活质量，而且可以帮助术者客观审视手术方式的有效性。

总而言之，通过对鞍背、后床突进行处理可显著增加手术通道（CPC）的大小和操作自由度，使得 EEEA 同样适用于视交叉前置的结节漏斗型或三脑室型颅咽管瘤。

病例提供者：马增翼

点评专家：沈明、王镛斐

参考文献

1. CAO L, WU W, KANG J, et al. Expanded transsphenoidal trans-lamina terminalis approach to tumors extending into the third ventricle: technique notes and a single institute experience. Front Oncol, 2021, 11: 761281.

2. FAN J, LIU Y, WANG C, et al. Reinvestigating tumor-ventricle relationship of craniopharyngiomas with predominantly ventricular involvement: an endoscopic endonasal series based on histopathological assessment. Front Oncol, 2021, 11: 740410.

3. FORBES J A, ORDONEZ-RUBIANO E G, TOMASIEWICZ H C, et al. Endonasal endoscopic transsphenoidal resection of intrinsic third ventricular craniopharyngioma: surgical results. J Neurosurg, 2018: 1-11.

4. GU Y, ZHANG X, HU F, et al. Suprachiasmatic translamina terminalis corridor used in endoscopic endonasal approach for resecting third ventricular craniopharyngioma. J Neurosurg, 2015, 122 (5): 1166-1172.

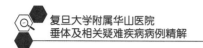

5. KONG D S, HONG S D, KANG H, et al. Safety and efficacy of endoscopic dorsum sellar resection for access to retroinfundibular or upper clival tumors（Korean Society of Endoscopic Neurosurgery-008）. World Neurosurg, 2021, 150：e675-e680.

6. KOUTOUROUSIOU M, FERNANDEZ-MIRANDA J C, WANG E W, et al. The limits of transsellar/transtuberculum surgery for craniopharyngioma. J Neurosurg Sci, 2018, 62（3）：301-309.

7. NISHIOKA H, FUKUHARA N, YAMAGUCHI-OKADA M, et al. Endoscopic endonasal surgery for purely intrathird ventricle craniopharyngioma. World Neurosurg, 2016, 91：266-271.

8. OHATA H, GOTO T, NAGM A, et al. Surgical implementation and efficacy of endoscopic endonasal extradural posterior clinoidectomy. J Neurosurg, 2019：1-9.

9. OMAY S B, ALMEIDA J P, CHEN Y N, et al. Is the chiasm-pituitary corridor size important for achieving gross-total resection during endonasal endoscopic resection of craniopharyngiomas? J Neurosurg, 2018, 129（3）：642-647.

10. PASCUAL J M, GONZALEZ-LLANOS F, BARRIOS L, et al. Intraventricular craniopharyngiomas：topographical classification and surgical approach selection based on an extensive overview. Acta Neurochir（Wien）, 2004, 146（8）：785-802.

11. PASCUAL J M, PRIETO R, CARRASCO R. Infundibulo-tuberal or not strictly intraventricular craniopharyngioma：evidence for a major topographical category. Acta Neurochir（Wien）, 2011, 153（12）：2403-2425；discussion 2426.

12. QI S, LIU Y, WANG C, et al. Membrane structures between craniopharyngioma and the third ventricle floor based on the QST classification and its significance：a pathological study. J Neuropathol Exp Neurol, 2020, 79（9）：966-974.

13. REJANE-HEIM T C, SILVEIRA-BERTAZZO G, Carrau R L, et al. Surgical anatomy and nuances of the expanded endonasal transdorsum sellae and posterior clinoidectomy approach to the interpeduncular and prepontine cisterns：a stepwise cadaveric dissection of various pituitary gland transpositions. Acta Neurochir（Wien）, 2021, 163（2）：407-413.

14. SEO Y, KIM Y H, KIM J H, et al. Outcomes of the endoscopic endonasal approach for tumors in the third ventricle or invading the third ventricle. J Clin Neurosci, 2021, 90：302-310.

第 12 章
2 例鞍结节脑膜瘤的手术入路选择

📋 **病历摘要**

病例 1：患者，女性，42 岁。主诉：右眼视物模糊 2 年余。患者于 2 年前无明显诱因下出现右眼视物模糊，进行性加重，偶伴头痛，当地医院查鞍区增强磁共振示鞍区占位，脑膜瘤可能，当时未使用药物及放射治疗。病程中患者无眼睑下垂，无面貌改变，无手足增大，无向心性肥胖、紫纹，无月经紊乱，无溢乳，无心悸、胸闷等症状，现为行进一步治疗入院。体检：右眼 20 cm 眼前数指，左眼 1.0，角膜明，右眼瞳孔直接对光反射迟钝，间接对光反射灵敏，晶体透明，双眼视网膜平伏，视盘边界清，未见明显出血、水肿、渗出征象。右眼视野颞侧缺损，左眼未见明显异常（图 12-1）。余神经系统体检未见明显异常。内分泌评估无明显异常。鞍区增强磁共振（图12-2）提示鞍上异常信号肿块，最大径2.0 cm，增强后均匀明显强化，并见脑膜尾征；垂体形态可，信号均匀，未见明显异常强化灶。入院后行内镜经鼻扩大入路鞍结节脑膜瘤切除术，术中发现肿瘤基底位于鞍结节（图12-3），呈实质性，灰红色，质地韧，血供中等。肿瘤将视交叉推向上方，右侧视神经明显萎缩变薄，少量肿瘤侵入右侧视神经管，最后肿瘤行内镜下全切除（Simpson Ⅰ类）。颅底硬膜缺损以可吸收人工硬膜、自体脂肪、阔筋膜及右侧带蒂鼻中隔黏膜瓣进行多层修补。术后病理报告提示鞍结节脑膜瘤（上皮型），WHO Ⅰ级，Ki67（6%+）。术后视功能评估：左眼视力1.0，右眼视力0.4，视野较术前明显好转（图12-4）。术后磁共振（图12-5）提示肿瘤全切除。

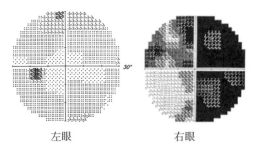

左眼　　　　　　　　　右眼

图12-1　病例1术前视野

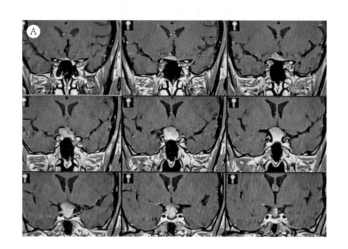

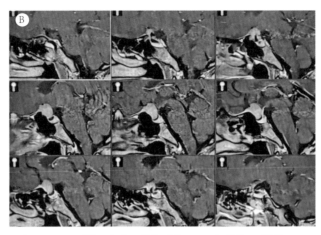

A：冠状位 T_1 增强 MRI 显示鞍上占位，均匀强化；B：矢状位 T_1 增强 MRI 显示鞍上占位伴脑膜尾征。

图 12-2　病例 1 术前 T_1 增强 MRI

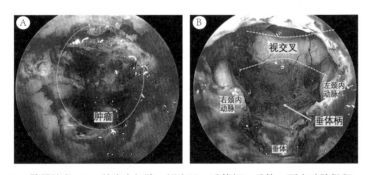

A：暴露肿瘤；B：肿瘤全切除，视交叉、垂体柄、垂体、颈内动脉保留。

图 12-3　病例 1 经鼻内镜术中图像

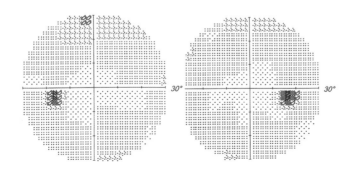

图 12-4　病例 1 术后视野

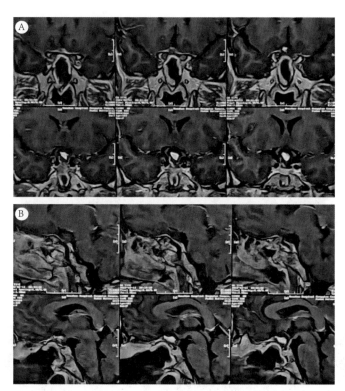

A：冠状位 T_1 增强显示肿瘤全切；B：矢状位 T_1 增强 MRI 显示肿瘤全切，带蒂黏膜瓣
显影良好，高信号为填塞脂肪。

图 12-5　病例 1 术后增强磁共振

病例 2：患者，男性，67 岁。主诉：双眼视力进行性下降 1 月余。患者于 1 月余前出现双眼视力进行性下降，近来加重明显，现仅存光感，遂至我院门诊就诊，查鞍区磁共振增强示鞍区占位，脑膜瘤可能。我院门诊查血内分泌未见明显异常，未使用药物或放射治疗。病程中患者无眼睑下垂，无面貌改变，无手足增大，无向心性肥胖、紫纹，无性功能下降，无溢乳，无心悸、胸闷等症状，现为行进一步治疗入院。体检：左眼光感，右眼光感，双眼球活动正常，角膜明，瞳孔对光反射迟钝，视盘边界清，色苍白，网膜平。视野无法配合。余神经系统体检未见明显异常。鞍区增强磁共振（图 12-6）提示鞍上异常信号肿块，最大径 3.3 cm，

形态欠规则，增强后明显强化，并见脑膜尾征，垂体形态可，信号均匀，未见明显异常强化灶。入院后行右侧翼点鞍区肿瘤切除术，术中发现肿瘤组织呈灰红色（图 12-7），质地不均，中间伴有出血囊变，包绕双侧视神经及大脑前动脉，肿瘤与下丘脑粘连极其紧密。肿瘤基底位于鞍结节，向前颅底及鞍内延伸，换用内镜在直视下铲除肿瘤基底，反复电凝周围硬膜，最终达 Simpson Ⅱ 类切除。术后病理：鞍结节脑膜瘤（过渡型），WHO Ⅰ 级，Ki67（1%+）。术后视功能评估：左眼视力 0.4，右眼视力 0.4，较术前明显好转。术后磁共振（图 12-8）提示肿瘤完全切除。

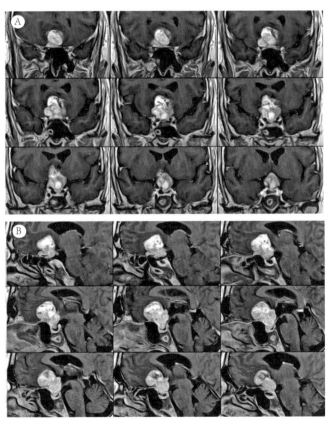

A：冠状位 T_1 增强 MRI 显示鞍上占位伴强化；B：矢状位 T_1 增强 MRI 显示鞍上占位伴脑膜尾征。

图 12-6　病例 2 术前 T_1 增强磁共振

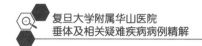

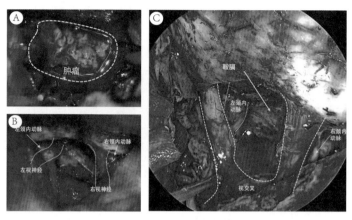

A：暴露肿瘤；B：肿瘤全切除，颈内动脉、视神经保留；C：内镜下观察肿瘤基底。

图 12-7　病例 2 开颅手术术中显微镜和内镜图像

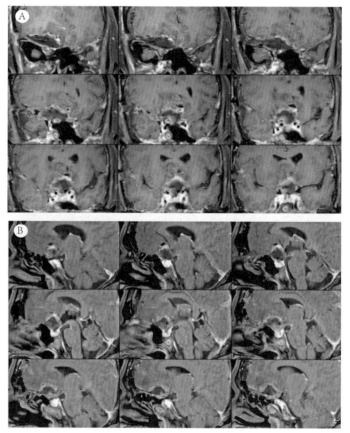

A：冠状位 T_1 增强 MRI 显示肿瘤全切除；B：矢状位 T_1 增强显示肿瘤全切除。

图 12-8　病例 2 术后 T_1 增强磁共振

病例分析

鞍区脑膜瘤最常见的症状为视力下降、视野缺损，其典型影像学表现包括磁共振成像见基底位于鞍结节或鞍膈的均匀强化病灶、伴脑膜尾征，病灶可侵入单侧或双侧视神经管，鞍内往往可见形态较正常的垂体信号，鞍底一般不扩张。

此两例鞍区脑膜瘤向我们展示了不同手术入路的选择。病例 1 肿瘤体积 2 cm 左右，居于中线，肿瘤主体位于蝶骨平台下方，侧方未超过两侧颈内动脉，因此选择经鼻手术。病例 2 肿瘤体积较大，超过 3 cm，主体位于蝶骨平台上方，侧方超过颈内动脉（右侧为甚），前方可能包绕大脑前动脉，因此选择开颅手术。手术目标是在保护患者视功能的前提下最大限度地切除肿瘤，解除肿瘤对邻近神经血管结构的压迫；力争行 Simpson Ⅰ 类全切除，以减少术后复发。（Simpson Ⅰ 类全切除是指脑膜瘤及其附着的硬膜、受侵犯的颅骨均切除。Simpson Ⅱ 类全切除是指瘤体完全切除，但其附着的硬膜未切除，仅作电灼。）

采用经鼻入路时，先在内镜直视下暴露肿瘤基底硬膜，可将肿瘤基底切除以减少血供。在分离肿瘤与周边神经血管结构时，需特别注意保护垂体上动脉及其供应视交叉、垂体柄的穿支。同时注意探查双侧视神经管的硬膜是否受累。采用开颅手术时，由于肿瘤附着的鞍膈常常被肿瘤压迫至鞍结节以下水平，显微镜下显露困难，可采用 30° 或 45° 内窥镜直视下探查，根据肿瘤侵犯情况决定行鞍膈切除或采用弯头双极电凝反复烧灼鞍膈，以减少复发。

鞍区脑膜瘤术后的并发症包括视神经功能障碍、动脉损伤、下丘脑损伤、癫痫、脑脊液漏、颅内感染等。其中视神经功能障碍最为常见，术后应密切观察患者的出入液量、尿比重、尿渗透压、血电解质、中心静脉压、口渴感觉等，保证足够的血容量和动脉灌注，避免术后因血管痉挛导致视力进一步下降；可使用尼莫地平、马来酸桂哌齐特等扩容、改善微循环的药物。术前存在严重视神经功能障碍者，术中与术后建议使用中大剂量激素冲击治疗，可适当使用神经营养药物，最大限度保护患者的视神经功能。

病例点评

鞍区脑膜瘤主要包括鞍结节和鞍膈脑膜瘤，占颅内脑膜瘤的5%～10%。平均发病年龄为40岁，男：女约为1∶3。肿瘤起源于鞍结节或鞍膈，毗邻视交叉、视神经、颈内动脉、海绵窦、垂体及垂体柄。最常见的症状为视力障碍、视野缺损，手术切除为其主要治疗方法。

一、开颅入路

包括眉弓锁孔入路、眶外侧入路、单侧额下入路及经纵裂入路。适用于肿瘤主体位于蝶骨平台以上；脑膜尾征范围宽广；肿瘤较大或向侧方侵袭超过颈内动脉者。

既往文献支持使用单侧开颅入路切除鞍区脑膜瘤。视力较差侧入路可尽早行视神经减压并避免健侧视神经的损伤。患侧还是健侧入路选择，主要基于外科医生的经验和偏爱。文献支持通过磨除前颅底突起骨嵴，解剖鞍上池释放脑脊液，而非解剖侧裂的方法获得最佳暴露。术前需要进行充分的影像检查以评估视神经管的侵犯程度，术中基于此决定是否需要打开视神经管。

二、内窥镜扩大经鼻入路

随着内镜经鼻入路的日益普及，该方法已成为治疗鞍结节脑膜瘤的最有效的方法之一。适用于肿瘤主体位于蝶骨平台以下（包括鞍内侵袭、侵入鼻旁窦）；从视神经腹侧侵入视神经管；向侧方侵袭未超过颈内动脉者。但是，高龄、极度肥胖者、无法耐受鼻腔填塞者，以及持续正压通气依赖者不宜行扩大经鼻手术。鼻腔、鼻旁窦炎症急性期不宜经鼻手术，建议五官科会诊处理，待炎症缓解后再手术。

扩大经鼻入路的优点在于可先处理肿瘤血供并切除肿瘤附着的基底；无须牵拉额叶；可对视神经管行 270° 减压；直视并保护供应视交叉的垂体上动脉；无头皮或眉弓切口。其缺点主要在于术后脑脊液漏的风险，术中需要妥善地颅底重建。当然在卓越的神经内镜中心，这种并发症已大大减少。其他缺点包括难以切除较大的肿瘤或者向侧方侵袭的肿瘤，有时可能出现大血管损伤。此外，扩大入路中鼻腔结构及鼻黏膜的损伤，可导致患者术后嗅觉减退，显著影响生活质量。

三、开颅入路与经鼻入路的选择与预后对比

需个体化确定鞍区脑膜瘤的最佳手术方法，必须考虑到患者和肿瘤的特征（包括大小、视神经管侵犯和动脉累及程度）、手术医生的偏好和经验。病灶向侧方延伸、主体位于蝶骨平台上方、脑膜尾征范围宽广的病例宜采用开颅入路。病灶位于中线、主体位于蝶骨平台下方、向鞍内侵袭（特别是鞍膈脑膜瘤）、从视神经

腹侧侵入视神经管者宜采用扩大经鼻入路。

已发表的荟萃分析纳入 8 项研究，对比开颅与经鼻入路。此研究共纳入 550 例患者，并没有发现两种手术入路在肿瘤切除程度方面的差异，开颅入路 76% 的患者肿瘤全切，经鼻入路 75% 的患者肿瘤全切。视觉功能改善方面经鼻入路（86%）优于开颅入路（42%）。然而，经鼻入路脑脊液漏发生率（9%）显著高于开颅入路（2%），其术后感染率（9%）也较开颅入路高（4%），其住院时长（6.48 天）也长于开颅入路（6.06 天）。经鼻入路嗅觉障碍发生率（22%）亦高于开颅手术（7%）。手术时长、颅内出血、内分泌功能障碍及术后复发方面两组无显著差异。

四、鞍区脑膜瘤的预后影响因素

鞍区脑膜瘤的手术目的是改善 / 保留视觉功能，最大限度地切除肿瘤并尽量减少并发症。既往文献构建了鞍区脑膜瘤的影像学评分（表 12-1），以预测术后视觉功能的改善情况及肿瘤的切除程度。

表 12-1　鞍区脑膜瘤的影像学评分

	0	1	2
肿瘤大小评分	/	＜ 17 mm	≥ 17 mm
视神经管评分	未侵入视神经管	单侧侵入视神经管＞ 3 mm	双侧侵入视神经管＞ 3 mm
血管评分	接触颈内动脉内侧壁	包绕颈内动脉＜ 180°	包绕颈内动脉≥ 180°

在此研究中，肿瘤大小评分可预测术后视力稳定或改善，因为肿瘤大小评分为 1 分的患者术后未出现视力恶化。视神经管评分是肿瘤能否全切的重要预测指标。血管评分可用于指导手术入路，有动脉包裹的肿瘤（血管评分 1 分或 2 分）虽然不是经鼻入

路的禁忌证，但手术难度和动脉损伤的风险增加，故更适用开颅入路。然而此评分体系并未发现与手术并发症或肿瘤复发的相关性。

病例提供者：乔霓丹

点评专家：寿雪飞、王镛斐

参考文献

1. ABHINAV K，ACOSTA Y，WANG W H，et al. Endoscopic endonasal approach to the optic canal：anatomic considerations and surgical relevance. Neurosurgery，2015，11 Suppl 3：431-445；discussion 445-446.

2. GIAMMATTEI L，STARNONI D，COSSU G，et al. Surgical management of tuberculum sellae meningiomas：myths，facts，and controversies. Acta Neurochir（Wien），2020，162（3）：631-640.

3. JIMENEZ A E，HARRISON SNYDER M，Rabinovich EP，et al. Comparison and evolution of transcranial versus endoscopic endonasal approaches for suprasellar meningiomas：a systematic review. J Clin Neurosci，2022，99：302-310.

4. MAGILL S T，MORSHED R A，LUCAS C G，et al. Tuberculum sellae meningiomas：grading scale to assess surgical outcomes using the transcranial versus transsphenoidal approach. Neurosurg Focus，2018，44（4）：E9.

笔记

第 13 章
内镜下扩大经鼻入路切除钙化鞍区脑膜瘤 1 例

病历摘要

患者，男性，49 岁。主诉：双眼视力下降伴乏力 2 年。现病史：患者于 2019 年 1 月出现双眼视力下降，以左眼为甚。随后患者出现全身乏力，至外院查血皮质醇偏低（具体不详），进一步查头颅 CT 提示鞍区高密度占位（图 13-1）。转诊至我院神经外科，查体：双眼视力 0.6，右眼颞上方轻度视野缺损，左眼鼻侧残存视野，OCT：双眼神经纤维层厚度变薄。内分泌化验结果：晨 8：00 血皮质醇 0.57 μg/dL↓，游离甲状腺素 7.76 pmol/L↓，睾酮 0.37 nmol/L↓，脱氢异雄酮 0.19 μmol/L↓，尿比重 1.023，提示垂体前叶功能减退（肾上腺轴、甲状腺轴、性腺轴）。垂体 MRI 增强示鞍区占位，大小约 3.0 cm×2.6 cm×2.9 cm，向上压

笔记

迫视交叉，部分侵入左侧视神经管，T_1W 等信号、T_2W 等高信号，增强后强化较均匀，蝶骨平台处可见脑膜尾征，正常垂体受压变薄，位于右下方（图 13-1）。诊断为：①鞍区脑膜瘤伴钙化；②垂体前叶功能减退（肾上腺轴、甲状腺轴、性腺轴）。患者职业是室内设计师，对视神经功能保留要求较高，术前医患双方进行了充分沟通，于 2021 年 1 月在全麻下行内镜下扩大经鼻—鞍结节入路鞍区脑膜瘤切除术，手术顺利，术后患者左眼视力、视野显著改善，右眼视力和视野同术前（图 13-2）。术后复查 CT、MRI 提示肿瘤次全切除，蛋壳状薄层瘤壳残瘤，瘤内减压满意（图 13-3）。术后无脑脊液漏，病理为脑膜瘤（纤维型），WHO Ⅰ级。术后 3 个月行分割放疗。术后半年复查皮质醇、甲状腺功能、睾酮恢复正常，停用激素替代治疗。

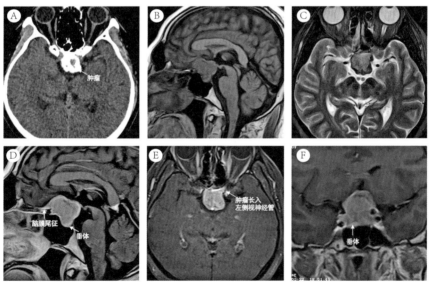

A：头 CT 平扫（轴位）显示鞍区钙化病灶；B：矢状位 T_1W MRI 见鞍区等信号占位灶；
C：轴位 T_2W MRI 见鞍区等高信号占位灶；D：矢状位 T_1 增强 MRI 显示脑膜尾征和垂体；
E：轴位 T_1 增强 MRI 显示肿瘤长入左侧视神经管；F. 冠状位 T_1 增强 MRI 显示垂体。

图 13-1　术前 CT、MRI

术前　　　　　　　　　　　　　　　术后
左　　　　　　右　　　　　　　　　左　　　　　　右

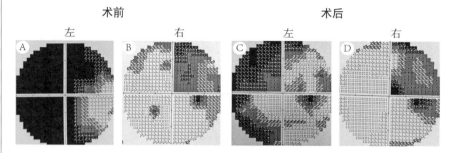

A、B：术前视野检查结果示右眼颞上方轻度视野缺损，左眼鼻侧残存视野；

C、D：术后视野检查结果示左眼视野缺损改善，右眼无明显变化。

图 13-2　手术前后视野

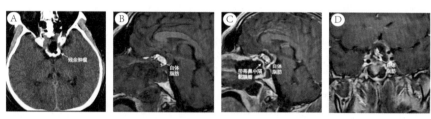

A：头 CT 平扫（轴位）显示残留的蛋壳状薄层瘤壳；B：矢状位 T_1W MRI 显示用于多层
颅底重建的自体脂肪；C：矢状位 T_1 增强 MRI 见肿瘤次全切除，带蒂鼻中隔黏膜瓣显影
良好；D：冠状位 T_1 增强 MRI 显示自体脂肪。

图 13-3　术后 CT、MRI

📋 病例分析

　　患者系中年男性，以视功能障碍和垂体前叶功能减退症状起病，视野检查见左眼鼻侧残存视野，右眼颞上方视野缺损，提示压迫来自视交叉腹侧。头颅 CT 平扫显示鞍区占位伴钙化，垂体 MRI 增强见肿瘤强化较均匀，且有较典型的脑膜尾征，因此，诊断考虑为鞍区脑膜瘤，肿瘤起自于鞍结节和（或）鞍膈（待术中明确）。外科手术切除是鞍区脑膜瘤的首选治疗方式，手术方式主要分为开颅和内镜下扩大经鼻入路 2 种，各有优劣。除切除肿瘤之外，保护和改善患者视功能是本次手术的主要目标。考虑到该

笔记

肿瘤有大块钙化，开颅手术切除可能需牵拉视神经和视交叉，存在进一步加重视神经功能障碍的潜在风险，因此，笔者团队决定采用内镜下扩大经鼻—鞍结节入路，术中根据肿瘤钙化程度及其与视路结构的粘连程度，决定是否行全切除。

手术在全麻下进行，患者取仰卧位，上半身抬高约 20°、头部右旋约 15°。切除右侧中鼻甲，制作右侧带蒂鼻中隔黏膜瓣，按常规行蝶窦和后组筛窦开放，使用磨钻磨除鞍底、鞍结节和蝶骨平台后部的骨质，并磨除双侧视神经—颈内动脉内侧隐窝（medial opticocarotid recess，MOCR）和视神经管骨质，行部分视神经管减压（图 13-4A）。见肿瘤部分突破鞍结节硬膜呈颅内外沟通生长，肿瘤呈灰红色、质地韧，中央部分为细颗粒钙化，可分块切除减压。肿瘤基底同时累及鞍膈硬膜并侵犯垂体被膜，与垂体组织粘连严重。因此，术中诊断为鞍结节、鞍膈脑膜瘤，垂体组织受累导致垂体功能减退。采用超声外科吸引器（cavitron ultrasonic surgical aspirator，CUSA）作充分瘤内减压，将肿瘤下极连同鞍膈一并切除后，见明显受压、呈伞状散开的垂体柄，仔细分离肿瘤与垂体柄的界面，完全保留垂体柄结构，以避免术后出现永久性尿崩症（图 13-4B）。开放右侧视神经管硬膜切除肿瘤，该部分肿瘤紧邻右侧视神经，与后者无明显粘连，分离后连同受累增厚的视神经管硬膜一并切除（图 13-4C）。顺沿右侧视神经向中线分离时，肿瘤周边质地坚硬的蛋壳状钙化愈发明显，与视交叉及左侧视神经粘连紧密（图 13-4D），若强行分离切除，可能导致严重神经功能障碍。因此，采用 CUSA 充分打薄后，残留薄层钙化肿瘤于视交叉和左侧视神经下方，最终达内镜下次全切除，视神经、视交叉减压满意（图 13-4E）。以可吸收人工脑膜、自体脂肪、阔筋膜和带蒂鼻中隔黏膜瓣进行多层颅底重建（图 13-4F），为降低颅内压力，监测脑脊液，术后留置腰大池引流 6 天，碘仿纱条支撑 2 周。

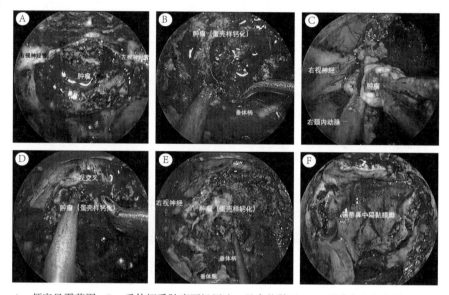

A：颅底显露范围；B：垂体柄受肿瘤下极压迫，呈伞状散开；C：肿瘤与右侧视神经、颈内动脉无明显粘连；D：肿瘤与视交叉粘连严重；E：肿瘤次全切除后的图像；
F：多层颅底重建。

图 13-4　手术操作过程

病例点评

　　鞍区脑膜瘤主要包括鞍结节和鞍膈脑膜瘤，占颅内脑膜瘤的 4% ～ 10%。平均发病年龄为 40 岁，男：女约为 1：3。肿瘤多因压迫视神经和视交叉，以视力下降和视野缺损为首发症状；压迫垂体可导致垂体内分泌功能紊乱；压迫额叶底面可引起精神障碍或癫痫等。对于发生于其他部位（如大脑半球、大脑镰旁等）的脑膜瘤而言，临床无症状、影像学无占位效应，尤其是钙化的脑膜瘤，生长极其缓慢，通常无须手术治疗，可定期随访观察。然而，鞍区脑膜瘤即便病灶很小，由于肿瘤紧邻视神经，很早即出现视神经功能障碍症状；大多数鞍区脑膜瘤具有进展性，而且随着肿瘤增大，患者随时面临视力迅速下降的风险；发生视神经功能下降的鞍区脑膜瘤即便有钙化，亦建议及时手术，以免视神经功能障碍进一步加重。目前，手术仍是治疗鞍区脑膜瘤的首要手段，手术目的是在最大限度保护患者视功能的前提下最大限度切除肿瘤。

随着快速康复理念的普及，各种微侵袭手术入路逐渐成为神经外科颅底手术的主要方式。针对鞍区脑膜瘤的手术入路主要是开颅手术和内镜扩大经鼻入路。开颅手术主要有眶上（或眶外侧）锁孔入路、翼点入路和经前纵裂入路，以锁孔手术为最常用。应根据术前颅神经症状及影像学上肿瘤的大小、部位、形态、生长方向、脑膜尾征涉及范围、毗邻的神经血管结构关系等选择相应的入路及暴露范围。一般而言，病灶向侧方延伸、主体位于蝶骨平台上方、脑膜尾征范围宽广的病例宜采用眶上（或眶外侧）锁孔入路。病灶位于中线、主体位于蝶骨平台下方、向鞍内侵袭（特别是鞍膈脑膜瘤）、从视神经腹侧侵入视神经管者宜采用扩大经鼻入路。

神经内镜经鼻手术近年来发展迅速。该术式可在早期暴露肿瘤基底，彻底切除受累的颅底骨质和硬膜，达到 Simpson Ⅰ 类切除，并在分块切除肿瘤前第一时间阻断基底血供，减少手术出血；在直视下分离肿瘤与重要神经和血管结构的蛛网膜界面，尤其是对视交叉腹侧的处理，以原位分离方式切除肿瘤，无须过度牵拉

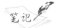

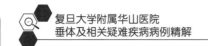
视神经和额叶，较开颅手术具有优势；从腹侧视角切除肿瘤，对视神经管内视神经进行充分松解减压是经鼻入路的天然优势，显露和操作优于开颅手术，后者一般需切开镰状韧带以显露视神经管腹侧肿瘤。术中注意保护垂体上动脉供应视神经、视交叉、垂体柄的分支；鞍膈脑膜瘤往往累及垂体被膜，与正常垂体和垂体柄粘连，需顺延垂体腺组织和肿瘤之间的界面向上分离，以保证垂体柄结构的完整性。笔者团队认为，绝大多数鞍区脑膜瘤首次手术都应争取 Simpson Ⅰ 类全切除；对于复发脑膜瘤伴疤痕增生、粘连严重时，为避免加重对视神经功能影响，防止动脉出血，对于神经、血管的处理可适当保守，不强求全切肿瘤。扩大经鼻入路建议采用以带蒂鼻中隔黏膜瓣为主的多层颅底重建技术。

对于钙化程度相当严重的鞍区脑膜瘤而言，任何手术入路都极具挑战性。影像学上钙化的脑膜瘤可表现为沙粒状细钙化或蛋壳状，甚至巨石状坚硬钙化。沙粒状细钙化脑膜瘤的处理相对比较容易，Kshettry 等曾报道使用内镜经鼻手术成功切除 2 例细钙化的鞍结节脑膜瘤，疗效满意。但钙化坚硬的病例处理十分困难：若钙化位于肿瘤中央，则可使用 CUSA 骨刀头将其打碎后予以分块切除；若钙化部分与重要的神经、血管结构紧紧粘连，如本病例所见，预估强行分离势必导致视神经功能严重受损，故而给予瘤内充分减压，粘连紧密处不做进一步分离操作，瘤周残留薄层钙化组织，以保存视神经结构和功能，术后患者的视神经功能检查结果也印证了手术处理策略的正确性。同样，如果肿瘤非钙化但质地坚韧者，一旦与视神经粘连严重，也可以适当进行类似操作。有文献报道术前使用 MRI T_2 成像、DTI 成像磁共振弹性图

（magnetic resonance elastogram，MRE）等可以预测肿瘤质地，准确性可达 80% 以上，但仍有部分病例需根据术中所见对手术策略进行调整。

　　综上所述，鞍区脑膜瘤是良性肿瘤，手术始终应以最大限度保留及改善视神经功能为首要考量，在此基础之上，尽可能做到 Simpson Ⅰ 类全切除。针对本例鞍区脑膜瘤伴钙化的患者，笔者团队与患者术前充分沟通治疗方案，尊重患者手术意愿和需求，采用内镜下扩大经鼻—鞍结节入路最大限度切除肿瘤，为有效保存视神经功能，术中调整策略，未完全切除粘附于视交叉和左侧视神经的钙化肿瘤，术后密切随访，取得了较为满意的疗效。

病例提供者：何文强

点评专家：沈明、王镛斐

参考文献

1. 周良辅 . 现代神经外科学 . 3 版 . 上海：复旦大学出版社，2021：822-853.

2. AJLAN A M，CHOUDHRI O，HWANG P，et al. Meningiomas of the tuberculum and diaphragma sellae. J Neurol Surg B Skull Base，2015，76（1）：74-79.

3. BANDER E D，SINGH H，OGILVIE C B，et al. Endoscopic endonasal versus transcranial approach to tuberculum sellae and planum sphenoidale meningiomas in a similar cohort of patients. J Neurosurg，2018，128（1）：40-48.

4. ELSHAZLY K，KSHETTRY V R，FARRELL C J，et al. Clinical outcome after endoscopic endonasal resection of tuberculum sella meningiomas. Oper Neurosurg（Hagerstown），2018，14（5）：494-502.

5. KSHETTRY V R，ELSHAZLY K，EVANS J J. Endoscopic transnasal surgery for planum and tuberculum sella meningiomas：decision-making，technique and outcomes. CNS Oncol，2016，5（4）：211-222.

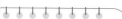
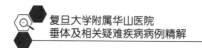

6. MORTAZAVI M M, BRITO DA SILVA H, FERREIRA M JR, et al. Planum sphenoidale and tuberculum sellae meningiomas: operative nuances of a modern surgical technique with outcome and proposal of a new classification system. World Neurosurg, 2016, 86: 270-286.

7. SALEK M A A, FAISAL M H, MANIK M A H, et al. Endoscopic endonasal transsphenoidal approach for resection of tuberculum sella and planum sphenoidale meningiomas: a snapshot of our institutional experience. Asian J Neurosurg, 2020, 15 (1): 22-25.

8. YOUNGERMAN B E, BANU M A, GERGES M M, et al. Endoscopic endonasal approach for suprasellar meningiomas: introduction of a new scoring system to predict extent of resection and assist in case selection with long-term outcome data. J Neurosurg, 2020: 1-13.

第 14 章
内镜经鼻切除鞍上垂体细胞瘤 1 例

病历摘要

患者，女性，48 岁。主诉偶然发现鞍区占位 4 个月。患者 2020 年 7 月因左侧拇指麻木，在当地医院查颈椎磁共振时发现鞍区占位，后查垂体 MRI 提示鞍上占位（图 14-1，最大径 1.2 cm），颅咽管瘤或垂体后叶肿瘤可能。外院未查内分泌功能。患者自诉整个病程中无视物模糊，无视野缺损，无头痛头晕，无乏力、畏寒，无烦渴尿多，无反应变慢等。患者月经经期及周期基本正常。患者入院后行多学科评估。内分泌评估：随机测促肾上腺皮质激素 9.9 pg/mL，皮质醇 6.01 μg/dL，8AM 皮质醇 12.39 μg/dL，8AM 促肾上腺皮质激素 10.0 pg/mL，评估肾上腺素轴分泌功能无明显异常。黄体生成素 12.90 IU/L，卵泡刺激素 25.77 IU/L，雌二醇 41.6 pmol/L，黄体酮 0.7 nmol/L，评估性腺轴分泌功能，卵泡刺激素略低于绝经后应有水平。促甲状腺激素 2.69 mIU/L，甲状腺素 91.9 nmol/L，游离甲状腺素 13.90 pmol/L，评估甲状腺轴分泌功能无明显异常。生长激素 0.12 ng/mL↓，胰岛素样生长因子-1 167.0 μg/L。泌乳素 21.13 ng/mL，评估泌乳素分泌无明显异常。尿比重 1.019，血渗透压：93 Mosm/kg H_2O，尿渗透压 879 Mosm/kg H_2O，评估垂体后叶功能正常。视功能评估：左眼视力 0.8，右眼视力 0.8，双眼视野未见明显缺损。影像评估：鞍区 MRI 增强（图 14-1）提示鞍上垂体上方可见异常信号占位，T_1W 为低信号，T_2W 为低信号，边缘清晰，大小约 12 mm×8 mm，垂体柄显示不清。增强后病灶呈明显均匀强化。患者于 2020 年 11 月 23 日全麻下行内镜经鼻扩大入路鞍上占位切除术，术中见肿瘤组织起源于垂体柄中段，质地软，无钙化，血供较丰富（图 14-2），快速冰冻提示为"梭形细胞瘤"，肿瘤镜下全切除，垂体柄部分保留。病理为垂体细胞瘤（图 14-3）：S-100（+），GFAF（+），Ki67（+3%），TTF-1（+）。术后 3 个月内分泌随访：肾上腺轴功能减退，8AM 皮质醇 0.13 μg/dL，促肾上腺皮质激素 < 1.5 pg/mL↓，继续氢化可的松早 13.33 mg 晚 6.67 mg 替代治疗，如有应激临时加量。甲状腺轴功能减退，TSH 0.06 mIU/L↓，TT_4 42.3 nmol/L↓，FT_4 6.73 pmol/L↓。优甲乐加量至 75 μg/d。性腺轴：雌二醇 < 18.4 pmol/L，黄体生成素 < 0.10 IU/L，卵泡刺激素 0.48 IU/L，黄体酮 < 0.2 nmol/L。性腺轴功能减退，患者已绝经，未予治疗。泌乳素 56.98 ng/mL↑，考虑垂体柄阻断效应。生长激素 0.31 ng/mL，IGF-1 116.0 μg/L。垂体后叶功能：术后出现中枢性尿崩症，口

服去氨加压素 0.1 mg tid，血渗透压 294 Mosm/kg H_2O，尿渗透压 354 Mosm/kg H_2O，尿比重 1.011，监测 24 小时尿量在 1700～2600 mL。复查磁共振（图 14-4）提示肿瘤完全切除。

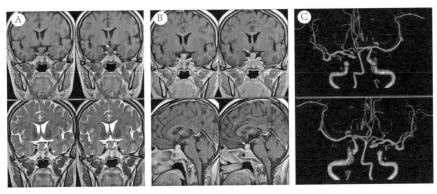

A：冠状位 MRI 显示鞍上占位 T_1W 呈等低信号，T_2W 呈等高信号；B：冠状位和矢状位 T_1 增强 MR 显示病灶均匀强化伴局部高亮的点状和条索状强化；C：头颅 CTA 排除其他脑血管异常。

图 14-1　术前磁共振和 CTA

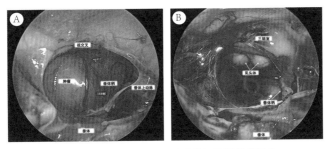

A：暴露肿瘤，左侧表面可见垂体柄的髓纹样结构；

B：肿瘤完全切除，垂体、乳头体保留。

图 14-2　术中内镜图像

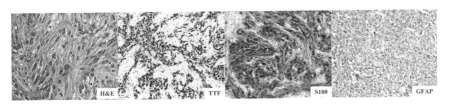

从左至右依次为 HE、TTF-1、S100 及 GFAP 免疫染色（1∶200）。

图 14-3　垂体细胞瘤病理

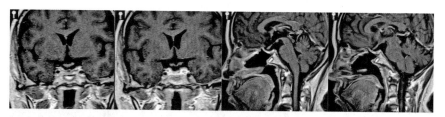

图 14-4　术后复查磁共振（提示肿瘤完全切除）

病例分析

　　该病例向我们展示了鞍上实质性肿瘤的临床特征。患者为中年女性，偶然行磁共振检查，发现实质性鞍上占位。磁共振 T_1W 成像上为低信号，增强后均匀增强，有点状及条纹状信号。鉴别诊断时，因该病灶体积较小、形态较规则、无囊变，考虑为乳头型颅咽管瘤，或垂体后叶来源肿瘤（如垂体细胞瘤）。患者虽无视力压迫症状，但病变性质不明，且进一步增大可压迫视神经导致视功能损害，因此手术指征明确。

　　术前怀疑垂体后叶肿瘤，应充分告知患者家属手术风险，行头颅 CTA 检查排除颅底动脉血管异常，准备充足的血制品。手术入路选择内镜经鼻扩大入路。手术当中须扩大鞍结节骨窗和硬膜窗的暴露，内镜下注意辨识肿瘤的血供来源，须切断双侧垂体上动脉的分支血管后才能减少瘤床出血，同时保护好供应视交叉的穿支血管。我们的经验表明，内镜经鼻入路在减少术后并发症方面优于经颅入路。该患者手术过程顺利，术后恢复快，随访无残留肿瘤，预后较好。此外，患者术前内分泌评估无明显异常，术后可根据术中情况及术后激素水平综合评估是否需要行激素替代治疗。

病例点评

垂体细胞瘤（pituicytoma，PC）属于垂体后叶肿瘤，是一类罕见的肿瘤，垂体后叶肿瘤还包括颗粒细胞瘤（granulosa cell tumor，GCT）、梭形细胞嗜酸细胞瘤（spindle cell oncocytoma，SCO）及鞍区室管膜瘤。根据病理学和免疫组织化学研究，2017年世界卫生组织分类标准将包括垂体细胞瘤在内的垂体后叶肿瘤统一定义为具有甲状腺转录因子 -1（thyroid transcription factor-1，TTF-1）免疫阳性和低侵袭性的一类实体肿瘤。

一、垂体细胞瘤的发病率与人口学统计

垂体细胞瘤为罕见病，Roncaroli 等发现其仅占鞍区肿瘤的0.4%。在金垂体数据库登记的约 10 000 例鞍区肿瘤病例中，我们也只检索到 28 例垂体细胞瘤患者，发病率约为所有鞍区肿瘤的 0.3%。

文献综述表明垂体细胞瘤好发于 40 ~ 60 岁，男女比例约 1 : 1。金垂体队列的人口学统计指标亦与既往发表的文章类似，51 例垂体后叶肿瘤患者中有 28 例为 PC，其中男性 13 例，平均诊断年龄为（51.5 ± 9.2）岁（表 14-1）。

二、垂体细胞瘤的术前鉴别诊断

垂体细胞瘤患者以视觉障碍、头痛或垂体功能减退为主诉，而尿崩症主诉罕见。极少部分患者出现垂体激素分泌过多，如皮质醇增多症。

金垂体队列中，垂体细胞瘤主要症状是视力下降、头痛和垂体功能减退（疲劳、畏寒、月经紊乱或性欲减退，见表 14-

笔记

1）。大约 30% 的患者存在任一轴的垂体功能低下，尿崩症不常见
（9.8%）。垂体细胞瘤和其他两种类型的垂体后叶肿瘤在临床表现
和内分泌评估上无明显差别。

表 14-1　金垂体队列中垂体后叶肿瘤的临床表现、内分泌评估及影像症状

	总病例 （N=51）	PC （N=28）	GCT （N=11）	SCO （N=12）	P
性别（男性）	23（45.1%）	13（46.4%）	5（45.5%）	5（41.7%）	1.000
年龄（岁）	51.3（10.3）	51.5（9.2）	51.3（12.3）	51.0（11.7）	0.992
症状					
视力下降	19（37.3%）	10（35.7%）	4（36.4%）	5（41.7%）	0.928
头痛	17（33.3%）	8（28.6%）	4（36.4%）	5（41.7%）	0.725
乏力、怕冷、性欲减退	11（21.6%）	6（21.4%）	4（36.4%）	1（8.3%）	0.274
多饮多尿	5（9.8%）	4（14.3%）	1（9.1%）	0（0）	0.488
偶然发现	8（15.7%）	6（21.4%）	1（9.1%）	1（8.3%）	0.669
术前内分泌评估					
甲状腺轴低下	16（32.4%）	9（32.1%）	3（26.3%）	4（33.3%）	1.000
肾上腺轴低下	15（29.4%）	6（21.4%）	4（36.4%）	5（41.7%）	0.381
性腺轴低下	7（30.4%）	5（38.5%）	1（20.0%）	1（20.0%）	0.708
尿崩症	5（9.8%）	4（14.3%）	1（9.1%）	0（0）	0.488
影像特征					
肿瘤大小（cm³）	2.1[1.0, 5.6]	1.7[1.0, 4.2]	1.7[0.8, 9.8]	2.6[2.0, 4.1]	0.560
增强均匀信号	43（84.3%）	24（85.7%）	10（90.9%）	9（75.0%）	0.591
鞍上型	29（56.9%）	20（71.4%）	7（63.6%）	2（16.7%）	0.005

　　影像学上，垂体细胞瘤通常表现为实质占位，形状规则，可
位于鞍内或鞍上。当肿瘤位于鞍内时，易与垂体腺瘤混淆。然而，
在垂体细胞瘤中，增强信号更高的正常垂体一般位于肿瘤的前方
或下方；而在大多数垂体腺瘤病例中，正常垂体通常位于肿瘤的
上方。当肿瘤位于鞍上时，易误诊为颅咽管瘤。磁共振 T_1W 成像
上经常出现低信号或等信号，可伴有多个低信号灶和线性的信号
空洞，增强后均匀增强。既往研究表明，增强后出现的点状或条
纹状信号表明肿瘤血供丰富。

　　金垂体队列中，垂体细胞瘤的肿瘤中位体积为 1.7 cm³。大多

数患者（85.7%）表现为均匀强化的实质性肿瘤，无囊性改变或海绵窦侵犯。与其他两种垂体后叶肿瘤相比，垂体细胞瘤患者中鞍上型更为常见（71.4%）。

为了与鞍上型颅咽管瘤进行鉴别诊断，我们将鞍上型垂体后叶肿瘤的临床症状和影像学特征与之进行了比较（表14-2）。临床症状方面，颅咽管瘤患者年龄更小（P=0.002），视觉缺陷（P=0.017）和既往手术史（P=0.002）的比例更高。影像学特征方面，颅咽管瘤的肿瘤更大，囊性变化和不规则形态更多（$P < 0.001$）。

表14-2　鞍上型垂体后叶肿瘤与鞍上型颅咽管瘤的临床表现与影像症状区别

	鞍上型颅咽管瘤 （N=29）	鞍上型垂体后叶肿瘤 （N=29）	p
性别（男性）	19（65.5%）	13（44.8%）	0.186
年龄（岁）	38.8（16.6）	50.1（8.6）	0.002
症状			
头痛	9（31.0%）	11（37.9%）	0.783
视力下降	20（69.0%）	10（34.5%）	0.017
乏力、怕冷、性欲减退	10（34.5%）	8（27.6%）	0.777
多饮多尿	4（13.8%）	5（17.2%）	1.000
偶然发现	1（3.4%）	4（13.8%）	0.352
手术史	9（31.0%）	0（0）	0.002
影像特征			
肿瘤大小（cm^3）	7.8[5.1，11.9]	2.3[1.0，5.6]	< 0.001
T_1W 等低信号	26（89.7%）	29（100.0%）	0.236
增强均匀信号	6（20.7%）	26（89.7%）	< 0.001
囊性病灶	22（75.9%）	0（0）	< 0.001
形状规则	13（44.8%）	29（100.0%）	< 0.001

三、鞍上型垂体后叶肿瘤的手术策略

由于垂体细胞瘤和颗粒细胞瘤、梭形细胞嗜酸细胞瘤的治疗方法相同，可进行统一描述。手术是鞍上型垂体后叶肿瘤患者的主要治疗方法。既往临床病例报道与病理研究表明垂体后叶肿瘤血供丰富，与颅咽管瘤相比，术中操作更具挑战性。根据金

笔记

垂体团队经验，鞍上型垂体后叶肿瘤患者的术中出血量通常为 400～800 mL，而颅咽管瘤患者仅为 100～200 mL。因此在手术前对鞍上型垂体后叶肿瘤做出正确诊断，并制定相应手术策略、准备充足的血制品至关重要。

内镜下经鼻蝶手术是目前治疗鞍上型垂体后叶肿瘤的主要策略。内窥镜提供了比显微镜更全景的手术视野，从而可以更好地观察鞍上区域。此外，经蝶入路可以更好地保护肿瘤相邻的血管或视交叉。与内窥镜不同，开颅入路是大多数外科医生所熟悉的，并可以更好地进行止血操作，然而，开颅操作受限于视角可能无法观察到延伸到第三脑室的肿瘤。由于肿瘤血管丰富，无论何种入路应在保护正常组织基础上行最大限度的切除，以避免术后残瘤出血等手术并发症。

金垂体队列的 29 例鞍上型垂体后叶肿瘤患者中，14 例采用内镜经鼻蝶入路，15 例采用开颅入路。内窥镜组的肿瘤比开颅组略大，但无统计学意义。两组全切除率类似（内窥镜组，78.6%；开颅组，66.7%，P=0.682）。然而，由于肿瘤残留，开颅组有 2 例发生了灾难性的手术并发症（术后出血）。

四、垂体细胞瘤的病理特征和预后

所有垂体后叶肿瘤的典型病理特征为 TTF-1 免疫阳性。垂体细胞瘤由双极纺锤形细胞组成，呈束状或席纹状排列，瘤细胞胞浆丰富嗜酸性，核卵圆形细长，核分裂象罕见，免疫组化显示肿瘤细胞呈弥漫性 S-100 阳性和不同程度 GFAP 阳性表达。金垂体的垂体细胞瘤队列中 TTF-1 阳性率为 100%，GFAP 和 S100 阳性比例分别为 85.7% 和 84.3%，且 Ki67 指数相对较低。

PC 的肿瘤生物学行为和预后与颗粒细胞瘤 GCT 相似，较 SCO 好。金垂体所有病例中只有两例患者的 Ki67 指数高于 5%（分别为 8% 和 6%），此 2 例均为 SCO。在随访期间，3 例患者（SCO 组 2 例，PC 组 1 例）在首次手术后复发，表明 PC 和 GCT 患者的 2 年无复发生存率为 90.9%，而 SCO 患者的 2 年无复发生存率仅为 67.5%。最近发表的关于垂体后叶肿瘤的临床病理研究亦支持这一发现，SCO 患者的中位复发时间为 5 年，而 PC 和 GCT 患者为 10 年。

　　垂体细胞瘤术后放疗的适应证尚未确定。既往研究对手术后残留的垂体细胞瘤患者给予了放疗。部分患者放疗后肿瘤稳定，但亦有部分患者放疗后肿瘤有所进展。

病例提供者：乔霓丹

点评专家：寿雪飞、王镛斐

参考文献

1. GUERRERO-PEREZ F，MARENGO A P，VIDAL N，et al. Primary tumors of the posterior pituitary：a systematic review. Rev Endocr Metab Disord，2019，20（2）：219-238.

2. GUERRERO-PEREZ F，VIDAL N，MARENGO A P，et al. Posterior pituitary tumours：the spectrum of a unique entity. A clinical and histological study of a large case series. Endocrine，2019，63（1）：36-43.

3. LOUIS D N，PERRY A，WESSELING P，et al. The 2021 WHO classification of tumors of the central nervous system：a summary. Neuro Oncol，2021，23（8）：1231-1251.

4. METE O，LOPES M B. Overview of the 2017 WHO classification of pituitary tumors. Endocr Pathol，2017，28（3）：228-243.

5. SCHMID S，SOLOMON D A，PEREZ E，et al. Genetic and epigenetic characterization of posterior pituitary tumors. Acta Neuropathol，2021，142（6）：1025-1043.

笔记

第 15 章
尿崩症、垂体柄－鞍上区占位 1 例

　　患者，女性，2010 年（10 岁）无明显诱因下出现多饮多尿，2011 年 1 月曾至当地医院就诊示"垂体柄增粗"（图 15-1A），未予特殊治疗。2013 年患者出现体重明显增加，由 30 kg 增至 65 kg，时有头痛，第二性征未发育，无食欲亢进、疲乏思睡、四肢水肿、库欣面容、恶心呕吐、视物模糊，2014 年 9 月于当地查 MRI（图 15-1B）示鞍上异常信号影，T_1W 等低信号，T_2W 高信号，增强后较均匀强化。遂于当月至我院神经外科就诊，查内分泌激素：Cor：12.42 μg/dL，ACTH：36.30 pg/mL，TSH：5.723 mIU/L ↑，TT_4：33.6 nmol/L ↓，TT_3：1.5 nmol/L，FT_4：7.17 pmol/L ↓，FT_3：3.97 pmol/L，LH：0.1 IU/L，FSH：0.35 IU/L，E_2：18.4 pmol/L，

PRL：21.65 ng/mL，GH：0 ng/mL ↓；β-HCG：< 0.10 mIU/mL，甲胎蛋白：1.09 μg/L，癌胚抗原：1 μg/L，予以左旋甲状腺素、去氨加压素治疗。为明确病灶性质，患者于 2014 年 9 月 17 日接受全麻下右侧改良翼点开颅鞍上占位活检术，术中见病灶呈灰黄色，质极韧、橡胶样，血供一般，边界尚清，切除部分病灶送冰冻病理检查，示炎性组织可能大。术后病理报告符合慢性炎症伴胶质增生。术后复查内分泌激素：Cor 2.35 μg/dL，ACTH：17.40 pg/mL，TSH：0.886 mIU/L，TT_4：60.5 nmol/L，TT_3：1.13 nmol/L ↓，FT_4：10.27 pmol/L ↓，FT_3：3.63 pmol/L，LH：0.1 IU/L，FSH：0.33 IU/L，E_2：18.4 pmol/L，PRL：20.63 ng/mL，GH：0 ng/mL，结合其多尿、口干、多饮症状，考虑垂体前叶功能减退，中枢性尿崩症，予醋酸可的松、左旋甲状腺素钠、去氨加压素替代治疗。2014 年 10 月复查鞍区 MRI（图 15-1C）示鞍上异常信号影，病灶较前稍增大。2014 年 11 月（术后 2 个月）行伽玛刀治疗，继续服用醋酸可的松 25 mg/d、左旋甲状腺素钠 50 μg/d、去氨加压素 0.05 mg/d 替代。2015 年 3 月、12 月复查鞍区 MRI（图 15-1D、图 15-E）示鞍上异常信号影，病灶较伽玛刀治疗前缩小，但 12 月 MRI 同时发现右侧颅骨病灶。2016 年 2 月患者右额出现局部皮肤隆起，色正常，局部皮温略高，诉疼痛，按压后疼痛未见加重。2016 年 11 月入我院神经外科，复查头颅增强 MRI 示鞍区活检术后，下丘脑占位，右侧额颞部颅板多发占位，修复性肉芽肿？遂在全麻下行右额、右颞顶皮下肿块活检术，术中病灶呈黄色，质地韧、脆，取部分送冰冻病理检查，结果提示大片增生的胶原结缔组织内见炎性细胞弥漫浸润。术后病理示朗格汉斯细胞组织细胞增生症

（Langerhans cell histiocytosis，LCH）；免疫组化结果：CD1a（＋），S100（±），CD68（少量＋），PLAP（－），Ki67（10%＋），CD138（少量＋），CD3（部分＋），CD20（部分＋）。其后转入我院血液科，垂体功能减退继续予以醋酸可的松、左旋甲状腺素钠、去氨加压素替代治疗；完善全身扁骨X线、胸片、腹部脏器及淋巴结B超、骨穿＋流式等检查未发现其他病灶，予以COP方案（环磷酰胺＋长春地辛＋泼尼松）化疗2次，ArmA方案（阿糖胞苷＋长春地辛＋泼尼松）化疗4次，COPE方案（环磷酰胺＋长春地辛＋泼尼松＋依托泊苷）化疗3次。2021年2月当地医院评估发现"糖尿病"，加用二甲双胍0.25 g bid联合格列吡嗪2.5 mg tid降糖治疗，继续可的松、左旋甲状腺素钠、去氨加压素替代治疗。2021年4月患者自行停用所有药物，体重增加、下肢水肿、多饮多尿加重，持续闭经。2021年8月来院复查，身高164 cm，体重75.4 kg，BMI 28.03 kg/cm²，神志清，精神可，左眼睑水肿，右眼睑正常，全身皮肤黏膜未见异常，呼吸音清，腹软无压痛，肝脾肋下未触及，左下肢非凹陷性水肿，无腋毛阴毛，Tanner分期Ⅰ期。入院后考虑首先评估病灶累及情况：鞍区MRI（图15-1G）增强示下丘脑异常强化灶，较2016年11月（图15-1F）化疗前有所缩小；B超示双侧腹股沟淋巴结肿大，左侧较明显。全身PET-CT示①下丘脑软组织密度结节FDG代谢增高，结合病史，考虑治疗后有活性病变组织不除外，建议结合临床及MRI密切随诊，余所见全身（包括头颅）PET显像未见FDG代谢明显异常增高灶。②鼻咽部黏膜、双侧咽扁桃体及口咽部、双侧颈部淋巴结炎性增生可能，建议临床随访。③双侧腋窝、腹膜后双侧腹股沟淋巴结炎性增生。④脾脏反应性增生可能。⑤脂肪肝、结直肠炎。肝脾 MRI 示脾大、脾静脉迂曲。肝功能：ALT：27 U/L，AST：36 U/L ↑，GGT：72 U/L ↑，ALP：130 U/L ↑，总胆汁酸：13 μmol/L ↑，总胆红素：16.6 μmol/L，直接胆红素：5.2 μmol/L，总蛋白：78 g/L，白蛋白 43 g/L。结合病史诊断为 LCH（颅骨、下丘脑 / 垂体多系统累及）。血液科会诊考虑目前颅骨病灶已消失，下丘脑部位仍有残留病灶，但病灶尚稳定，较起病时缩小，暂缓化疗，半年后复查。其次评估垂体功能及合并症，垂体功能评估示全垂体功能减退，予以可的松、左旋甲状腺素钠、去氨加压素替代治疗。合并症有 2 型糖尿病、高尿酸血症、脂肪肝，予生活方式干预、二甲双胍 500 mg/d 降糖、非布司他 40 mg/d 降尿酸治疗。

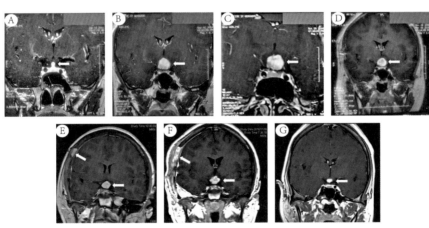

A：2011 年 1 月起病时冠状位 T_1 增强 MRI 显示垂体柄增粗；B：2014 年 9 月鞍上区病灶活检前显示病灶明显较前增大；C：2014 年 10 月鞍上区病灶活检后显示病灶大小基本同前；D：2015 年 3 月伽玛刀术后 4 个月显示病灶略有缩小；E：2015 年 12 月伽玛刀术后 13 个月，发现颅骨病灶；F：2016 年 11 月右颞顶皮下肿块活检术后，化疗前；G：2021 年 8 月末次随访显示鞍上病灶明显缩小，右颞顶皮下肿块消失。

图 15-1　历次鞍区增强 MRI

病例分析

　　患者儿童时以尿崩症起病，初始 MRI 提示垂体柄增粗，病灶小，予以随访观察。2 年后出现头痛、体重增加，复查 MRI 发现病灶明显进展，累及下丘脑，给予评估垂体功能，显示甲状腺轴、性腺轴功能减退。垂体柄增粗患者均应按照诊治流程进行系统化评估（图 15-2），如首次系统评估未发现除垂体柄外其他病灶、垂体柄病灶大小＞ 6 mm 者建议活检明确诊断，病灶＜ 6 mm 者则每 6 个月复查垂体增强 MRI 和内分泌功能评估，稳定者可延长至每年 1 次；如病灶进展，需积极活检。对于儿童青少年，尿崩症伴垂体柄—下丘脑占位常见的疾病是 LCH 和生殖细胞肿瘤（germ cell tumors，GCTs），其次是颅咽管瘤、炎症等。LCH 和 GCTs 最常见的首发症状均为中枢性尿崩症，肿瘤标志物、颅外病变情况是鉴别二者的重点。部分类型的 GCTs 可产生 AFP 或 HCG 而在血清和（或）脑脊液中被检出。分泌 HCG 的 GCTs 可表现为性早熟。因此，血和（或）脑脊液 HCG 和 AFP 升高可诊断 GCTs，但正常不能排除，需病理结果确诊。而 LCH 可能累及多系统多器官，在首次发现垂体柄增粗同时和后续随访中均应评估其他部位有无病灶。LCH 的诊断依赖于病理：克隆性肿瘤增殖，并表达 CD1a、CD207（Langerin）和 S100。与 LCH 不同，鞍区 GCTs 通常局限于颅内，但可累及松果体、基底节等，影像学发现松果体累及是 GCTs 的重要鉴别诊断特征。若肿瘤增大可长入第三脑室并闭塞侧脑室室间孔，可导致颅内压增高及脑积水。

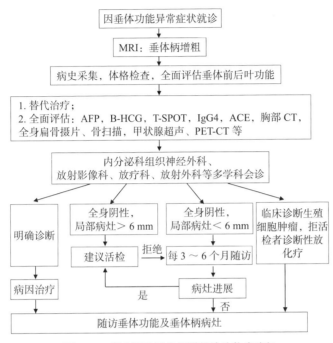

图 15-2 华山医院垂体柄增粗诊治临床路径

该患者病灶明显进展，故进行鞍上病灶活检，病理显示慢性炎症伴胶质增生，考虑慢性增殖性病变，行伽玛刀治疗控制病灶增大，垂体功能减退给予替代治疗。治疗后定期随访疗效。伽玛刀治疗后 4 个月复查病灶略有缩小。在伽玛刀术后 11 个月（发病后 4 年余）出现右侧额颞部颅板多发占位，经活检证实为 LCH，至此一元论[①]解释考虑下丘脑病灶性质为 LCH，MRI 符合 LCH 特点，诊断明确。为制定治疗方案，给予全面评估累及部位，行 X 线、腹部脏器及淋巴结 B 超和骨穿等全身评估示除下丘脑和颅骨外未发现其他病灶，考虑多系统 LCH，予以化疗。在治疗后仍需定期随访治疗效果、垂体功能。2021 年 8 月再次随访患者，行 MRI 和 PET-CT 显示下丘脑病灶缩小，骨骼累及消失，无其他新发病灶，

---

① 一元论指尽量用一种疾病解释患者的全部症状。

考虑部分缓解，血液科会诊建议随访。评估垂体功能无恢复，继续替代治疗。代谢评估显示 2 型糖尿病、脂肪肝、高尿酸血症，予以生活方式干预和对症治疗。

病例点评

该病例以尿崩症起病，影像提示垂体柄增粗，为典型的垂体柄增粗病因待查的病例。首次垂体 MRI 发现垂体柄增粗的外院未予进一步的评估。需特别提醒的是 LCH 的局部病灶进展可以非常缓慢甚至无进展，但可以出现其他部位的病灶，因此要和患者及家属做好沟通解释工作，每年进行全身系统评估。

该患者 2011 年和 2014 年就诊时未能按最近的流程进行评估，2014 年直接对下丘脑病灶进行活检（所幸的是患者 2015 年 12 月才出现鞍外病灶）。值得注意的是，垂体柄—下丘脑区域病灶难以获得，若活检标本量少容易漏诊 LCH，故部分患者需反复多次多部位活检才能够明确诊断。本例患者第一次鞍区病灶活检提示为炎症，第二次因新发额颞部病灶再次活检最终明确诊断。

目前认为 LCH 是以骨髓前体细胞克隆扩增为特征的疾病，这些前体细胞在病变中分化为 CD1a+/CD207+ 细胞。LCH 的发病机制目前仍不清楚，38% ～ 69% 的患者存在 *BRAF-V600E* 突变。LCH 临床罕见，可发生于任何年龄段，儿童发病率为（5 ～ 6）/100 万，成人发病率仅（1 ～ 2）/100 万。由于其可累及全身不同部位，因此临床表现多样，其最常累及的部位是骨骼（80%）、皮肤（33%）、垂体（25%）、肝（15%）、脾（15%）、造血系统（15%）、肺（15%）、淋巴结（5%～10%）和不包括垂体的中枢神经系统（2%～4%）。根据累及器官数量，LCH可分为单系统受累（SS-LCH）和多系统受累（MS-LCH），约各占一半。MS-LCH中根据是否累及肝脏、脾脏或骨髓又可分为高危LCH（MS-RO$^+$-LCH）和低危（MS-RO$^-$-LCH）。下丘脑—垂体区域是LCH累及内分泌系统最常见的部位，多表现为垂体柄增粗，也可表现为垂体或下丘脑的占位性病变，尿崩症是最常见的表现，部分患者也可表现为垂体前叶功能减退。本例患者术前即表现为尿崩症，甲状腺轴和性腺轴功能减退，随机GH低于检测下限，考虑存在GH缺乏，但未行激发试验进一步明确。局限于单一部位的单系统疾病患者通常只需要局部治疗或观察，但对于累及颅骨的SS-LCH，应予以联合化疗及放疗以降低尿崩症和神经退行性中枢神经系统LCH的风险。MS-LCH患者需要全身化疗。目前对儿童患者推荐的一线治疗方案是长春碱/泼尼松1年，对于高危LCH可增加巯基嘌呤治疗。而成人患者首选含阿糖胞苷的化疗。对于一线治疗失败的患者，目前尚缺乏可靠的数据指导随后的治疗，可能增加剂量的核苷类似物或克拉屈滨和氯法拉滨等对其有效。*BRAF-V600E*突变与LCH的难治和复发风险相关。BRAF抑制剂有望用于*BRAF*突变LCH患者的治疗。SS-LCH和MS-RO$^-$-LCH通常预后良好，5年生存率分别接近100%和98%，而MS-RO$^+$-LCH 5年生存率＜77%。累及下丘脑垂体导致垂体功能减退的LCH患者通常遗留永久性的功能减退，但有2例文献报告性腺轴功能的恢复。因此在随访过程中仍需注意垂体功能的随访。

本例患者确诊MS-LCH（下丘脑/垂体、颅骨累及），故予以

笔记

化疗，包括我院规律两次一线 COP 方案治疗，以及外院不规律 ArmA 方案和 COPE 方案化疗，尽管化疗不规律，但最后一次我院随访示下丘脑病灶稳定且未见新增病灶。该患者应继续规律随访病灶及内分泌代谢情况。

病例提供者：孙全娅

点评专家：王镛斐、叶红英、李益明

参考文献

1. 吴蔚，姚振威，王镛斐，等. 垂体柄增粗相关疾病——上海华山医院诊疗经验. 中华内分泌代谢杂志，2020，36（7）：569-571.

2. EMILE J F, ABLA O, FRAITAG S, et al. Revised classification of histiocytoses and neoplasms of the macrophage-dendritic cell lineages. Blood，2016, 127（22）：2672-2681.

3. GADNER H, MINKOV M, GROIS N, et al. Therapy prolongation improves outcome in multisystem Langerhans cell histiocytosis. Blood，2013, 121（25）：5006-5014.

4. HOWARTH D M, GILCHRIST G S, MULLAN B P, et al. Langerhans cell histiocytosis: diagnosis, natural history, management, and outcome. Cancer，1999，85（10）：2278-2290.

5. PATTI G, IBBA A, MORANA G, et al. Central diabetes insipidus in children: diagnosis and management. Best Pract Res Clin Endocrinol Metab, 2020, 34（5）：101440.

6. RODRIGUEZ-GALINDO C, ALLEN C E. Langerhans cell histiocytosis. Blood，2020, 135（16）：1319-1331.

7. BADALIAN-VERY G, VERGILIO J A, DEGAR B A, et al. Recurrent BRAF mutations in Langerhans cell histiocytosis. Blood，2010, 116（11）：1919-1923.

8. RIGAUD C, BARKAOUI M A, THOMAS C, et al. Langerhans cell histiocytosis: therapeutic strategy and outcome in a 30-year nationwide cohort of 1478 patients under 18 years of age. Br J Haematol，2016, 174（6）：887-898.

9. SAGNA Y，COURTILLOT C，DRABO J Y，et al. Endocrine manifestations in a cohort of 63 adulthood and childhood onset patients with Langerhans cell histiocytosis. Eur J Endocrinol，2019, 181（3）: 275-285.

10. ZHOU X，ZHU H，YAO Y，et al. Etiological spectrum and pattern of change in pituitary stalk thickening: expericnce in 321 patients. J Clin Endocrinol Metab，2019, 104（8）: 3419-3427.

第 16 章
内镜下经海绵窦硬膜间垂体移位全切除巨大中上斜坡软骨肉瘤 1 例

病历摘要

　　患者，女性，24 岁。主诉：头痛 7 年，视物重影 3 年余。现病史：患者 7 年前无诱因下出现间断头痛，未予重视。3 年前出现向左侧视物时重影，当地医院头颅 CT/MRI 提示斜坡中上段占位伴钙化，未接受治疗。2020 年 12 月转诊至我科，入院查体：双眼视力 1.0，视野未见缺损，双瞳等大，直径 2.5 mm，右瞳直接和间接对光反射正常，左瞳直接和间接对光反射迟钝，右侧眼球居中，各向活动自如，左侧眼球呈内收位，外展受限。头颅 MRI 平扫及增强扫描：中上斜坡占位，大小约 4.5 cm × 4.5 cm × 4 cm，呈不规则的球形膨胀性生长，压迫第三脑室底、中脑和脑桥，T_1W 低信号、T_2W 高信号，增强后呈蜂窝状不均匀强化（图 16-1）。

笔记

颅底 CT：以左侧后床突为中心，病灶内见大块钙化（图 16-2）。查血泌乳素 33.87 ng/mL ↑，卵泡刺激素 6.05 IU/L，黄体生成素 8.42 IU/L，雌二醇 112.1 pmol/L，黄体酮 2.3 nmol/L，8AM 皮质醇 16.26 μg/dL，促肾上腺皮质激素 247.0 pg/mL ↑，生长激素 2.57 ng/mL，胰岛素样生长因子 -1 290 μg/L，促甲状腺激素 3.2 mIU/L，游离甲状腺素 18.71 pmol/L，游离三碘甲状腺原氨酸 4.23 pmol/L，尿比重 1.017。诊断考虑为中上斜坡骨源性肿瘤，软骨肉瘤可能性大。于 2021 年 1 月在全麻下行神经内镜下经鼻斜坡占位切除术，手术顺利，复查头颅 CT/MRI 提示肿瘤（包括钙化灶）全切除（图 16-3）。术后患者诉左眼视力略减退，伴左侧眼睑下垂、复视，查体示右眼视力 1.0，左眼 0.5，双眼视野均无缺损，左睑不完全下垂，左眼球外展位，瞳孔直接和间接对光反射消失，右眼球各向运动正常，瞳孔直接和间接对光反射正常。术后垂体前叶功能正常，出现一过性尿崩症，5 天后恢复正常，腰大池引流 1 周，2 周后内镜下拔除碘仿纱条后出院。病理为软骨肉瘤，高级别 2 级，Ki67（2%+），Brachyury（-）。术后 10 个月复查 CT/MRI 未见肿瘤复发（图 16-4），查体仍有左侧动眼神经麻痹症状、体征，予以质子刀治疗（2022 年 1 月）。

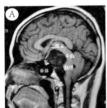
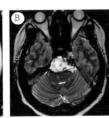
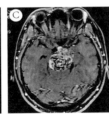
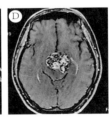

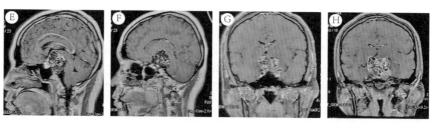

A：矢状位 T_1W MRI 显示一低信号占位灶，位于垂体后方、中脑和脑桥的前方、第三脑室的下方；B：水平位 T_2W MRI 显示病灶呈高信号；C～H：T_1 增强 MRI 显示病灶呈蜂窝状不均匀强化（C、D：水平位；E、F：矢状位；G、H：冠状位）。

图 16-1　术前 MRI

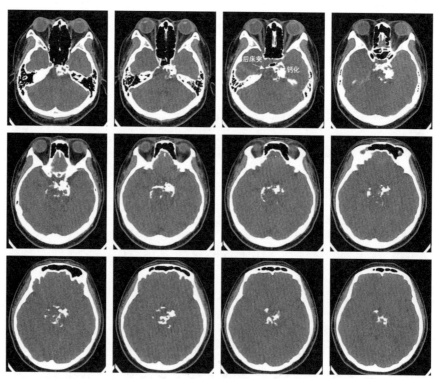

鞍区水平位 CT 平扫显示病灶周边部分有大量钙化灶，以左侧明显。

图 16-2　术前 CT

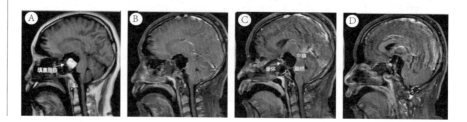

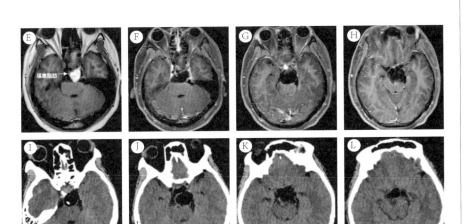

术后 CT 和 MRI 显示肿瘤全切除（A：矢状位 T_1W MRI 显示瘤腔内填塞的自体脂肪；
B ～ D：矢状位 T_1 增强压脂序列 MRI 显示垂体保留完好；E：水平位 T_1W MRI；F ～ H：
水平位 T_1 增强压脂序列 MRI；I ～ L：鞍区水平位 CT 平扫钙化灶连同左侧后床突及鞍背
均被切除）。

图 16-3　术后 CT、MRI

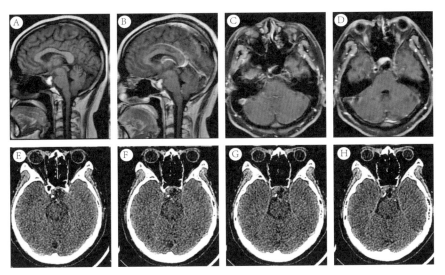

术后 10 个月随访 CT 和 MRI 提示肿瘤全切，未见复发（A：矢状位 T_1W MRI 显示部分吸
收的自体脂肪；B：矢状位 T_1 增强 MRI；C、D：水平位 T_1 增强 MRI；E ～ H：鞍区水平
位 CT 平扫）。

图 16-4　术后 10 个月 CT、MRI

病例分析

患者为青年女性，因单侧外展神经麻痹致复视起病，术前影像学检查提示中上斜坡占位伴大块钙化，首先考虑软骨肉瘤诊断。手术切除后辅以质子治疗是首选治疗方式。就斜坡占位的开颅手术而言，上斜坡可采用眶颧入路，中斜坡可采用经岩骨入路，下斜坡可采用远外侧入路。近年来，内镜下经鼻入路已逐渐成为主体位于中线的斜坡病灶的首选手术方式，上、中、下斜坡均可采用经鼻入路完成。本例病灶位于中上斜坡，以鞍背、后床突为中心，垂体位于前方，对经鼻入路形成明显的阻挡；且患者为育龄期年轻女性，术前垂体前、后叶功能均正常，因此，需行垂体移位，在争取全切肿瘤的同时，最大限度地保护垂体功能。

全麻手术，患者取仰卧位，上半身抬高约20°，头右旋约15°。考虑到左侧后床突切除需经左侧海绵窦，遂切除左侧中鼻甲。制作右侧带蒂鼻中隔黏膜瓣，按常规行蝶窦开放，广泛磨除鞍底、鞍结节、斜坡和左侧海绵窦前下壁（图16-5A）。多普勒超声定位左侧颈内动脉在海绵窦内的位置后，打开海绵窦前下壁，在窦内注入流体明胶行无血化处理（图16-5B）。进一步切断海绵窦内韧带及垂体下动脉后做垂体半移位，暴露并切除左侧后床突及鞍背（图16-5C）。打开斜坡壁层硬膜后最大限度暴露肿瘤，实质性肿瘤呈灰色，质地软，可吸除（图16-5D）；左侧后床突周边有巨石状钙化，以超声骨刀将钙化灶打碎后分块切除（图16-5E），并将钙化灶之间的肿瘤软组织一并切除。周边的钙化灶与脏层斜坡硬膜粘连并压迫脑干，采用锐性与钝性分离相结合的方式将其小心切除（图 16-5F）。最后达内镜下全切除，中上斜坡脏层硬膜有数处小缺损，可见后方脑干，减压充分，垂体保留完好（图 16-5G）。采用可吸收人工脑膜、自体脂肪、阔筋膜和带蒂鼻中隔黏膜瓣行多层颅底重建，碘仿纱条支撑 2 周。

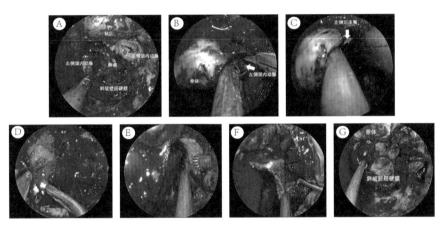

A：颅底显露范围；B：切开左侧海绵窦前下壁并将其无血化处理，定位颈内动脉；C：经左侧海绵窦硬膜间垂体半移位，显露后床突；D：显露肿瘤；E：以超声骨刀处理巨石状钙化灶；F：锐性结合钝性分离切除黏附于斜坡脏层硬膜的钙化肿瘤；G：肿瘤全切后的图像。

图 16-5 术中高清内镜图像

📋 病例点评

颅内软骨肉瘤是一种起源于残留胚芽软骨组织的罕见骨软骨组织肿瘤，占颅内肿瘤的 0.15% ～ 0.38%，好发于颅底岩骨和枕部斜坡软骨联合处，常沿颅底旁中线浸润生长。美国马萨诸塞州总院 Rosenberg 等对该中心治疗的 200 例患者进行分析后发现 28% 的肿瘤位于斜坡。世界卫生组织根据肿瘤的组织学分级将颅内软骨肉瘤分为 WHO Ⅰ级（组织细胞高分化）、WHO Ⅱ级（组织细胞中分化）和 WHO Ⅲ级（组织细胞低分化），其中以Ⅰ级肿瘤最为多见（约占 90%）且预后最好。斜坡软骨肉瘤患者的临床表现具有一定的特点：患者多以外展神经麻痹所导致的复视或眼球运动障碍为首发症状；头颅 MRI 显示 T_1W 呈等低信号，T_2W 为明显高信号，增强后呈不均匀强化；头颅 CT 多见分叶状等低密度肿物，多伴有明显的钙化。目前，斜坡软骨肉瘤的治疗多以手术切除为一线治疗方案，同时辅以术后放射治疗，如质子重离子治疗预防复发。本病例为 WHO Ⅱ 级软骨肉瘤，Ki67（2%+），手术全切除后辅以质子治疗以防止或延缓复发。

全切除（gross total resection，GTR）是影响该病患者预后最主要的因素。在开颅显微外科时代，由于位置深在及脑干和颅神经的阻挡，斜坡手术历来是神经外科的难点之一。近年来随着微创神经外科和内窥镜成像技术的迅猛发展，以及神经导航、电生理监测和术中微型超声多普勒的应用，神经内镜下经鼻—斜坡入路被越来越多地作为斜坡手术的首选入路。该入路可避开脑干和多数颅神经的阻挡，直视下直达斜坡病灶；除术后脑脊液漏发生率略高外，较开颅手术具有较大的优势。一般来说，局限于中斜坡的病灶，经鼻手术较为简单；下斜坡的病灶，骨性和软组织性解剖结构最为复杂，手术最为困难，患者预后亦较差；而上斜坡病灶，处理的重点和难点主要是鞍背、后床突及阻挡于前方的垂体，常需联合应用鞍背、后床突切除和垂体移位技术。

目前，文献报道的垂体移位术式主要有 3 种：硬膜外移位、硬膜间移位和硬膜下移位。硬膜外移位术由 Silva 等最初提出，主要是通过从硬膜外将垂体向上抬起以增加对上斜坡的显露；由于硬膜的阻挡，鞍背和后床突的暴露范围较小，一般可切除鞍背，但后床突多因床突间韧带和后岩床韧带的附着而难以安全地在非直视下拔除，因此只适用于切除沿斜坡中线生长的硬膜外病变。硬膜下移位术最早由美国匹兹堡大学医学中心（University of Pittsburgh Medical Center，UPMC）的 Kassam 等报道，该术式旨在利用海绵窦内侧壁与垂体囊间的腔隙离断垂体固有韧带后将垂体松解，由于不直接进入海绵窦，一定程度上降低了损伤海绵窦段颈内动脉的风险并提供相对清晰的术野，但该法引起术后垂体功能减退者较多，可能和垂体静脉回流系统损伤有关。硬膜间移位最早由 UPMC 的 Fernandez-Miranda 团队所倡导，通过打开一侧或双侧海绵窦前下壁，可显露后床突的全貌，在直视下分离、切除后床突利于最大限度提高手术的安全性。此外，将海绵窦内侧壁保留于垂体面可有效保留垂体的静脉回流系统，从而最大限度地保留垂体功能。此法虽需要离断单侧或双侧垂体下动脉，但临床实践证实未对垂体前、后叶功能造成较大的影响。因此，本例患者笔者团队决定采用经海绵窦—硬膜间入路，术后患者仅出现一过性尿崩症，垂体前、后叶功能保留完好。关于术后患者出现左眼视力下降和动眼神经麻痹症状，可能和切除钙化灶的过程中对相应神经造成的间接机械性损伤有关。

总而言之，内镜下经鼻入路处理斜坡病灶已逐渐成为主流，但对于较复杂的病例，如类似于本例累及上斜坡且伴巨石状钙化的病例，以及本病例未涉及的下斜坡区域，对术者的解剖学知识、手术经验、辅助设备和器械等都提出了更高的要求，因此，需在经验丰富的临床中心开展。

病例提供者：陈政源

点评专家：沈明、王镛斐

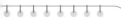

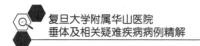复旦大学附属华山医院
垂体及相关疑难疾病病例精解

中国医学临床百家

参考文献

1. 解中福，杜金梁，秦进喜，等.颅内软骨肉瘤的 CT 及 MRI 表现.实用放射学杂志，2004，20（2）：3.

2. BANAZ F，EDEM I，MOLDOVAN I D，et al. Chondrosarcoma in the petrous apex：case report and review. Journal of Neurological Surgery Reports，2018，79（4）：e83-e87.

3. BLOCH O G，JIAN B J，YANG I，et al. A systematic review of intracranial chondrosarcoma and survival. J Clin Neurosci，2009，16（12）：1547-1551.

4. FERNANDEZ-MIRANDA J C，GARDNER P A，RASTELLI M M J R.，et al. Endoscopic endonasal transcavernous posterior clinoidectomy with interdural pituitary transposition. Journal of Neurosurgery，2014，121（1）：91-99.

5. KASSAM A B，PREVEDELLO D M，THOMAS A，et al. Endoscopic endonasal pituitary transposition for a transdorsum sellae approach to the interpeduncular cistern. Neurosurgery，2008，62（3 Suppl 1）：57-72；discussion 72-54.

6. SEN C N，SEKHAR L N，SCHRAMM V L，et al. Chordoma and chondrosarcoma of the cranial base：an 8-year experience. Neurosurgery，1989，25（6）：931-940；discussion 940-931.

7. SILVA D，ATTIA M，KANDASAMY J，et al. Endoscopic endonasal posterior clinoidectomy. Surg Neurol Int，2012，3：64.

8. TRUONG H Q，BORGHEI-RAZAVI H，NAJERA E，et al. Bilateral coagulation of inferior hypophyseal artery and pituitary transposition during endoscopic endonasal interdural posterior clinoidectomy：do they affect pituitary function? Journal of Neurosurgery，2018，131（1）：141-146.

152

第 17 章
单次气管插管 – 中下斜坡颅颈交界区脊索瘤内镜下经鼻切除 + 枕颈融合术 1 例

病历摘要

患者，男性，15 岁。主诉：头痛 1 月余。现病史：患者 1 个月前无诱因下出现偶发头痛，于外院查头颅 CT 提示颅颈交界区占位伴骨质破坏。2021 年 8 月转诊至复旦大学附属华山医院神经外科。追问病史，患者自发病以来时有吞咽困难和鼻咽部阻塞感，无视物重影、眼球活动障碍、饮水呛咳，否认既往鼻咽肿物病史。入院查体：双瞳等大，直径 2.5 mm，直接及间接光反射均正常，双侧眼球各向活动无受限。查头颅 MRI 平扫及增强扫描：中下斜坡、颅颈交界区及咽旁间隙见形态不规则的软组织占位，大小约 6.0 cm × 4.5 cm × 4.0 cm，呈侵袭性生长，最低至枢椎中下 1/3，向后压迫脑干，向前下压迫软腭，T_1W 低信号、T_2W 高信号、FLAIR 等信号，增强后无明显强化（图 17-1）。颅底 CT：斜坡及枕髁见骨质破坏，寰枕关节轻度骨质破坏（图 17-2）。诊断为中下斜坡、颅颈交界区骨源性肿瘤，脊索瘤可能性大。于 2021年 9 月在全麻下行神经内镜下经鼻斜坡肿瘤切除术，术后即刻复查 MRI 提示肿瘤次全切除、脑干减压满意（图 17-3）。术后以颈托固定，保留气管插管，于次日行后正中入路枕颈融合术，术后即刻复查颅颈交界区 CT 提示枕颈固定良好（图 17-4），术后气管插管拔除顺利，患者无复视、饮水呛咳、颈椎不稳等情况。2 周后出院，病理为脊索瘤，Ki67（1%+），Brachyury（+）。术后 2 个月复查 MRI 见残余肿瘤主要位于椎管内及椎管外间隙，斜坡及咽后壁肿瘤消失，脑干和软腭压迫解除（图 17-5）。患者诉吞咽困难和鼻咽部阻塞感消失。2022 年 1 月患者接受质子刀治疗。

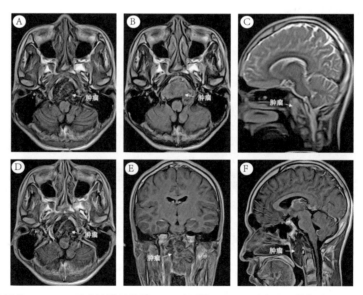

A：水平位 T_1W MRI 示病灶呈低信号；B：水平位 T_2 Flair 示病灶呈等信号；C：矢状位 T_2W MRI 示病灶呈高信号；D ～ F：水平位、冠状位和矢状位 T_1 增强 MRI 示肿瘤无明显强化，呈侵袭性生长，最低至枢椎中下 1/3，向后压迫脑干，向前下压迫软腭。

图 17-1　术前 MRI 平扫和增强

笔记

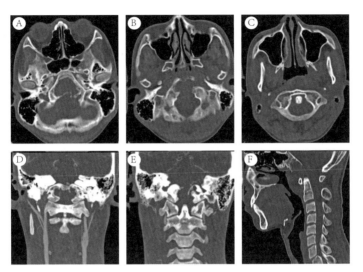

A：水平位 CT 平扫示斜坡骨质破坏；B：水平位 CT 平扫示枕髁骨质破坏；C：水平位 CT
平扫示寰椎前弓和枢椎齿状突骨质基本完整；D：冠状位 CT 平扫示斜坡骨质破坏，双侧
寰枕关节基本正常；E：冠状位 CT 平扫示枢椎齿状突和双侧寰枢关节基本正常；F：矢状
位 CT 平扫示斜坡骨质破坏，寰椎前弓和枢椎齿状突骨质基本完整。

图 17-2　术前 CT 平扫

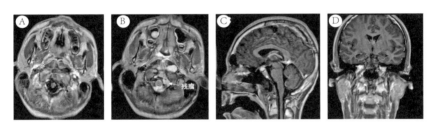

A：水平位 T₁ 增强 MRI 示肿瘤次全切除；B：水平位 T₂W MRI 示残瘤位于左侧椎管内及
椎管外间隙；C、D：矢状位和冠状位 T₁ 增强 MRI 示肿瘤次全切除，脑干减压满意。

图 17-3　术后 MRI 平扫和增强

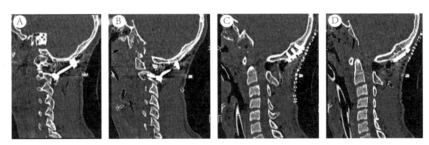

A ～ D：矢状位头颈 CT 平扫示枕颈融合钉道位置良好。

图 17-4　枕颈融合术术后 CT 平扫

笔记

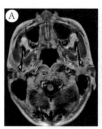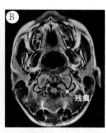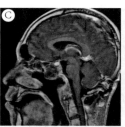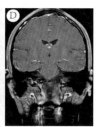

A：水平位 T₁ 增强 MRI 示肿瘤次全切除；B：水平位 T₂ FLAIR 示左侧椎管内少许残瘤；
C、D：矢状位和冠状位 T₁ 增强 MRI 示肿瘤次全切除，斜坡及咽后壁肿瘤消失，脑干和软腭压迫解除。

图 17-5　术后 2 个月 MRI 平扫和增强

病例分析

　　患者为青少年男性，因头痛发现斜坡占位。此外，患者有轻度咽部阻塞的症状。MRI 可见颅颈交界区软组织性肿瘤信号，形态不规则，沿软组织和骨性间隙侵袭性生长，上方达中斜坡，下方达枢椎水平，伴脑干压迫和软腭压迫，后者与患者的症状相关。T₁W 低信号、T₂W 高信号、增强后无明显强化，CT 见斜坡和枕髁呈溶骨性改变、无钙化，符合乏血供的脊索瘤的典型影像学表现。脊索瘤常以外展神经麻痹起病；该患者肿瘤起源位置低，未对起始自延髓脑桥沟、斜向外上走行至 Dorello 管的外展神经形成压迫，因此无复视症状。手术切除后辅以质子治疗是首选治疗方案。下斜坡的开颅手术可选择远外侧入路，但创伤较大。近年来，内镜下经鼻入路已逐渐成为主体位于中线的斜坡病灶的首选手术方式，上、中、下斜坡均可采用经鼻入路完成。该患者经鼻手术需重点考虑以下 2 点。首先是颅颈交界区手术后的颅颈失稳问题，因手术可能对寰枢椎复合体的部分骨质或韧带形成破坏，造成术后寰枢椎失稳，经与我科脊髓脊柱团队协商后，决定在次日行枕颈融合术；其次是肿瘤下极位于鼻腭线以下，经鼻手术存在困难，若该部分不能全切，拟采用经口入路。同时，过程中采用术中 MRI 判断切除程度并动态调整手术方案。

手术在全麻内镜下进行，患者取仰卧位，上半身抬高约 20°，头右旋约 15°。切除双侧中鼻甲和鼻中隔后部，充分显露蝶窦前壁和鼻咽后壁，沿中线纵行切开鼻咽后壁，切开头长肌，可见位于咽后壁的肿瘤（图 17-6A）。同时磨除蝶窦前壁进入蝶窦腔，定位鞍底、双侧斜坡旁 ICA，用磨钻将中下斜坡隆起的残余骨质磨除，和鼻咽部形成同一通道，最大限度暴露肿瘤（图 17-6B）。肿瘤呈灰黄色、质地韧、血供一般，可分块切除。颅内部分切至硬膜平面（图 17-6C）；颅颈交界区切至寰椎前弓平面，深部肿瘤呈分叶状侵入椎管内，未求全切（图 17-6D）；咽后壁鼻腭线以下部分采用 30° 内镜下沿头长肌间隙予以拔除（图 17-6E）。最后达内镜下次全切（图 17-6F），无脑脊液漏，用中鼻甲游离黏膜瓣覆盖斜坡硬膜（图 17-6G），鼻咽后壁切口以可吸收线连续缝合（图 17-6H）。术毕予以颈托固定，即刻复查术中 MRI 证实肿瘤切除程度和脑干减压满意（图 17-3），无需采用经口入路，避免了后者所需的气管切开。术后保留气管插管返回 NICU，予以镇静镇痛处理。次日，脊髓脊柱团队全麻下行后正中入路枕颈融合术。术中，行枕骨板—枢椎钉棒固定，取自体骨植骨于周边骨床，最后磨除寰椎后弓减压（图 17-6I）。

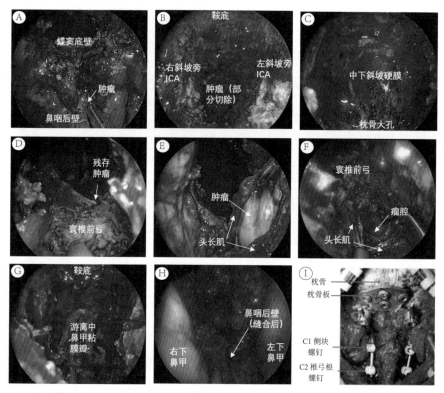

A：切开鼻咽后壁见肿瘤；B：广泛暴露肿瘤；C：颅内肿瘤切除后显示硬脑膜；D：显示
寰椎前弓及椎管内残存肿瘤；E：30° 内镜下显露头长肌间隙内的肿瘤（鼻咽、口咽后壁
下）；F：显示咽后壁肿瘤全切除后的瘤腔；G：游离中鼻甲黏膜瓣覆盖斜坡硬脑膜；
H：4-0 可吸收线连续缝合鼻咽喉壁切口；I：显示枕骨板—枢椎钉棒固定位置。

图 17-6　手术操作过程

📋 病例点评

　　斜坡脊索瘤是起源于胚胎残余的脊索组织的罕见骨软组织恶
性肿瘤，多沿斜坡中线硬膜外呈缓慢浸润生长，解剖位置深在，
累及范围广，给神经外科医生带来不小的挑战。近年来随着微创
神经外科和内窥镜成像技术的迅猛发展，以及神经导航、电生理
监测和术中微型超声多普勒的广泛应用，神经内镜经鼻—斜坡入
路被证实对于切除斜坡脊索瘤具有独特优势。相较于传统开颅手

术，神经内镜经鼻—斜坡入路可通过鼻腔内的自然通道进行抵近观察，提供更为清晰和广阔的全景视野，通过角度镜的使用可有效显露既往开颅手术认为的"解剖死角"。在本例手术过程中，虽然肿瘤下极达枢椎水平，在鼻腭线水平以下，但我们采用角度镜辅助，仍然可以将该部位的肿瘤安全切除。本中心对 2011 年 2 月—2018 年 2 月的 87 例脊索瘤手术进行回顾性研究，发现内镜下经鼻—斜坡入路疗效总体令人满意，斜坡上段、中段、下段脊索瘤的全切除率分别为 40%、63.6% 及 33.3%。近年来，随着对解剖学知识的理解加深，如上斜坡肿瘤与鞍背、后床突之间的关系等，斜坡脊索瘤等骨源性肿瘤的全切除率有了进一步的提升。（请见本书第 16 章"内镜下经海绵窦硬膜间垂体移位全切除巨大中上斜坡软骨肉瘤 1 例"）

以鞍底和蝶骨底所在平面作为定位标志，内镜下经鼻—斜坡入路主要分为经斜坡上段（鞍背）入路、经斜坡中段入路和经斜坡下段入路。长久以来，累及颅颈交界区的斜坡下段脊索瘤手术难度最大，笔者分析，主要有两方面原因：首先，此区域解剖结构复杂且缺少骨性参考标记，要求手术医生具备扎实的解剖功底及丰富的手术经验，有时亦需要鼻科处理咽旁间隙的技巧和经验。其次，颅颈交界区向上承载头颅，向下连接颈椎，对于颈部屈伸运动和保持稳定性具有重要意义。然而，经斜坡下段入路往往需要对颅颈交界处的骨质（枕髁、寰枕关节、寰椎前弓、寰椎外侧部、枢椎齿状突、双侧寰枢关节）及韧带（前纵韧带、寰枕前膜、齿突尖韧带、十字韧带纵束、覆膜）做一定的处理，导致手术后出现寰枕关节不稳，甚至有发展为寰枕关节脱位的潜在风险，严重者可引起延髓、上段颈髓的急性损伤，出现颅神经损伤甚至瘫痪，死亡风险极高。美国匹兹堡大学医学中心 Kooshkabadi 等回顾性分析了该中心 2002—2012 年间接受经鼻神经内镜手术切除斜坡下段肿瘤的 212 例患者，发现术中枕髁的切除程度是影响寰枕关节稳定的重要因素，认为当术中枕髁的切除程度 > 75% 时会显著增加术后发生寰枕关节不稳的风险，术后需要及时行枕颈融合术。意大利图灵大学 Baldassarre 等亦认为颅颈交界肿瘤的外科治疗团队应同时包含鼻颅底外科团队与脊柱外科团队；术前充分考虑颅颈稳定性，特别是当枕髁、寰椎、枢椎齿状突等受肿瘤侵蚀或因手术显露需要部分切除时，应及时行颅颈融合手术（枕骨—寰椎—枢椎融合）。

综上所述，对于经鼻入路切除斜坡下段累及寰椎、枢椎的脊索瘤，术前不仅要周密规划肿瘤切除策略，亦需仔细评估围手术期颅颈稳定性，预防因术后颅颈失稳导致寰枕关节脱位。因此，鼻颅底外科团队和脊柱外科团队的紧密合作是同时实现肿瘤切除最大化及手术安全最大化的重要保证。

病例提供者：陈政源、沈明
点评专家：谢嵘、王镛斐

参考文献

1. 张柯怡，寿雪飞，何文强，等 . 内镜经鼻手术切除颅底脊索瘤的疗效分析 . 中国耳鼻咽喉颅底外科杂志，2018, 24（4）: 7.

2. AHMED R, TRAYNELIS V C, MENEZES A H. Fusions at the craniovertebral junction. Child's Nervous System，2008, 24（10）: 1209-1224.

3. BALDASSARRE B M，DI PERNA G，PORTONERO I，et al. Craniovertebral junction chordomas：case series and strategies to overcome the surgical challenge. Journal of Craniovertebral Junction & Spine，2021, 12（4）：420-431.

4. FERNANDEZ-MIRANDA J C，GARDNER P A，SNYDERMAN C H，et al. Clival chordomas：a pathological，surgical，and radiotherapeutic review. Head & Neck，2014，36（6）：892-906.

5. KOOSHKABADI A，CHOI P A，KOUTOUROUSIOU M，et al. Atlanto-occipital instability following endoscopic endonasal approach for lower clival lesions：experience with 212 cases. Neurosurgery，2015, 77（6）：888-897; discussion 897.

6. MUNARI S，COLANGELI R，RAMACCIOTTI G，et al. Clivus chordoma：case report and current considerations on treatment strategies. The Journal of International Advanced Otology，2020, 16（2）：286-290.

第 18 章
内镜下经对侧上颌窦联合经鼻入路切除复发岩尖脊索瘤 1 例

🩺 病历摘要

患者，男性，37 岁。主诉：脊索瘤二次术后 3 年余，复视 1 个月。现病史：患者 2012 年 10 月因"突发左眼视力下降"检查发现斜坡占位，于我院神经外科住院接受全麻下经蝶斜坡肿瘤切除术，手术顺利，术后患者视力恢复满意，病理提示斜坡脊索瘤。术后复查提示肿瘤残留，于 2013 年 5 月在上海某医院接受伽玛刀治疗 1 次，后定期随访。2018 年复查见肿瘤较前增大，于 2018 年 4 月全麻下行内镜下经鼻复发斜坡脊索瘤切除术，手术顺利，病理检查结果为脊索瘤。2021 年 4 月患者出现复视，左眼外展运动受限，无视力减退和视野缺损。复查头颅 MRI（图 18-1）提示肿瘤复发，呈分叶状生长，T_1W 等低信号，T_2W 等高信

号，增强后呈轻度不均匀强化，主体位于左侧岩尖，约 2.9 cm×
2.0 cm×1.9 cm，压迫脑桥和左侧颞叶；另有一小结节位于鞍上，
约 1.2 cm×1.2 cm×1.3 cm，未压迫视交叉。诊断为复发脊索瘤。
于 2021 年 5 月在我院神经外科全麻下行内镜下经右侧上颌窦联合
经鼻入路复发岩尖脊索瘤切除术，手术顺利，病理检查结果仍为
脊索瘤。术后 3 个月复查 MRI（图 18-2）提示左侧岩尖肿瘤消失，
脑桥和颞叶减压充分，鞍上肿瘤略增大。查体见患者左眼外展受
限和复视症状明显改善。术后 5 个月在外院行质子刀治疗。

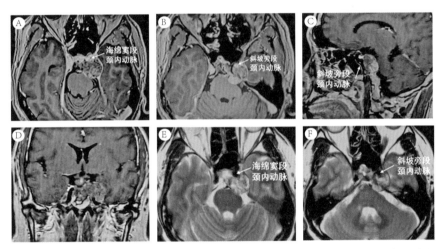

A、B：轴位 T_1 增强 MRI 显示病灶主体位于左侧岩尖、颈内动脉后外侧；C：矢状位 T_1 增强
MRI 显示斜坡旁段颈内动脉位于病灶前方；D：冠状位 T_1 增强 MRI 显示另一枚肿瘤结节位于
垂体柄处；E、F：水平位 T_2W MRI 显示病灶呈等高信号，位于左侧颈内动脉后外侧。

图 18-1　术前头颅 MRI

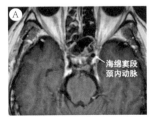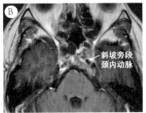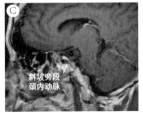

笔记

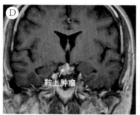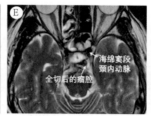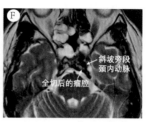

A、B：轴位 T_1 增强 MRI 显示左侧岩尖病灶全切除；C：矢状位 T_1 增强 MRI 显示左侧岩尖病灶全切除；D：冠状位 T_1 增强 MRI 显示垂体柄处肿瘤结节；E、F：水平位 T_2W MRI 显示左侧岩尖病灶全切除。

图 18-2　术后 3 个月头颅 MRI

病例分析

患者系中年男性，既往两次经鼻手术，病理检查为斜坡脊索瘤，并在 8 年前接受伽玛刀治疗 1 次。本次复发的主要症状为复视。查体见左侧外展神经麻痹，视功能未受累。MRI 提示主体的复发灶位于左侧岩尖，硬膜外，压迫脑干，肿瘤主体位于斜坡旁段颈内动脉的后外侧。另一处较小的复发灶位于鞍上，硬膜下，未压迫视路结构。经颅底多学科团队讨论后，决定对左侧岩尖硬膜外的主体复发灶行手术切除，解除其对脑干的压迫，术后辅助质子刀治疗。

采用全麻下经右侧上颌窦联合经鼻入路。患者取仰卧位，上半身抬高约 20° 以利静脉回流。头部略右旋约 10°，兼顾经鼻入路和经右侧上颌窦入路的术者舒适度。术中采用神经导航、眼外肌神经电生理监护和经颅多普勒超声以减少并发症。

首先，我们在 0° 内镜下依次行右侧钩突切除、上颌窦开放、筛窦切除和双侧蝶窦开放。右侧唇下齿龈沟切口，内侧至尖牙、外侧至第二磨牙，沿上颌骨表面将面颊部软组织向上分离至眶下孔。用高速磨钻和 Kerrison 咬骨钳行上颌窦前壁开窗（图 18-

3A），大小约 1.5 cm×2 cm。进入上颌窦后，辨认眶下壁和上颌窦内、外、后壁（图 18-3B），并定位开放的上颌窦自然口。采用反向咬切钳自后向前切除鼻腔外侧壁（即上颌窦内侧壁）的后 1/3。打开上颌窦后壁，暴露翼腭窝。采用右侧上颌窦和双侧鼻腔多通道进入蝶窦，在导航和多普勒超声定位下，辨认鞍底和残存的斜坡骨质，用磨钻将斜坡骨质、左侧海绵窦下壁、斜坡旁颈内动脉表面的骨质磨除，暴露斜坡旁颈内动脉和侵蚀岩尖的肿瘤（图 18-3C）。采用吸引器（直、弯）、取瘤钳、剥离子等器械分块切除肿瘤。为进一步切除斜坡旁段颈内动脉后外侧的肿瘤，更换为 30°内镜，并使用超声吸引骨刀将颈内动脉后方残存的岩尖骨质切除（图 18-3D），充分暴露残余肿瘤后，进一步切除直至硬脑膜面。在此过程中，采用眼外肌电生理监护探及左侧 Dorrello 管内的外展神经（图 18-3E），并加以保护。肿瘤切除后，无脑脊液漏，瘤腔填塞自体脂肪，阔筋膜覆盖，纤维蛋白胶固定。唇下切口以 4-0 可吸收线间断缝合（图 18-3F）。术后患者恢复满意，唇下切口Ⅱ甲愈合，无面部麻木、口腔—上颌窦瘘等并发症。

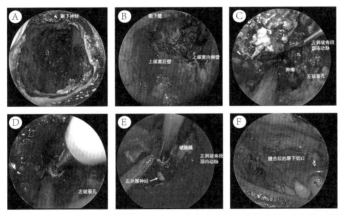

A：上颌窦前壁开窗；B：进入上颌窦；C：显露肿瘤；D：使用超声吸引骨刀切除残余岩尖骨质；E：使用神经电生理监护探及左侧外展神经；F：缝合后的唇下切口。

图 18-3 术中高清内镜图像

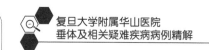

病例点评

脊索瘤为低度恶性肿瘤，起源于胚胎残留脊索组织，故好发于颅底、脊柱和骶尾部。颅底脊索瘤常起自斜坡中线，在硬膜外呈缓慢浸润生长，沿中线向前可侵及鞍区，向后可压迫脑干，向侧方侵入鞍旁、海绵窦、岩尖，向下可突入鼻腔或咽后壁。若突破硬脑膜，可累及颅底各脑池，包绕血管、颅神经，甚至严重压迫脑干，影响脑脊液循环通路而导致脑积水。外科手术是颅底脊索瘤的主要治疗方法，最佳方案是沿肿瘤边界行完整切除。然而，由于颅底脊索瘤解剖位置深，手术暴露困难，加之起病隐匿，病程往往较长，患者来诊时肿瘤已经广泛侵犯颅底，因此手术全切难度大，而且有一定致残、致死率。由于脊索瘤对放射线不敏感，常规放疗通常只起到姑息性治疗的作用，放射外科的长期疗效仍不明确。目前认为，以保护神经血管和患者生存质量为前提，最大限度地切除肿瘤，结合辅助放疗和放射外科，是颅底脊索瘤最佳的治疗策略。

岩尖是脊索瘤向侧方生长最易累及的区域之一。岩尖呈金字塔形结构，是颞骨位于内耳和斜坡之间的部分，其前界是岩蝶裂和颈内动脉管，后界是后颅窝，上界是中颅窝和 Meckel 腔，下界是颈静脉孔，内侧通过岩枕裂衔接斜坡，外侧为内耳结构。岩尖包含很多重要神经和血管通过的管道，如颈内动脉管、内耳道、Dorrello 管、Meckel 腔等。这些重要结构成为外科手术切除岩尖病灶的主要障碍。传统的开颅手术，如扩大中颅底入路等，需牵拉颞叶，有潜在的颞叶损伤甚至拉贝静脉损伤风险，可

笔记

导致脑水肿、脑内血肿、癫痫等并发症。近十余年来，内镜下经鼻入路在斜坡、岩尖区手术中的应用越来越广泛。2009年，美国匹兹堡大学医学中心颅底外科团队在内镜下经鼻处理岩尖病灶时提出3种手术入路：①内侧中线入路（medial approach）；②内侧中线入路结合颈内动脉外侧移位（medial approach with ICA lateralization）；③经翼突岩下入路（transpterygoid infrapetrous approach）。可根据岩尖病灶的性质、与颈内动脉之间的关系及程度选择合适的手术入路。对于突入蝶窦腔的内侧岩尖病灶而言，内侧中线入路相对安全。然而，对于主体位于斜坡旁段颈内动脉和岩骨水平段颈内动脉后外侧的岩尖病灶而言，因前方颈内动脉的阻挡，内侧中线入路存在较大的局限性，往往需要将颈内动脉向外侧移位，甚至将破裂孔段颈内动脉和部分岩骨水平段颈内动脉完全游离，方能获得满意的手术视野，而上述这些操作存在潜在的颈内动脉损伤（0～5%）和较高的咽鼓管功能障碍（可高达75%）的风险。2018年，美国匹兹堡大学医学中心的解剖研究发现，经对侧上颌窦入路的手术路径与岩骨水平段颈内动脉的成角约为20°，而传统经鼻入路的手术路径与岩骨水平段颈内动脉的成角约为45°，前者较后者具有约25°的优势，更利于外侧岩尖区域的手术操作；并在5例实际手术中验证了该创新入路的可行性。2021年，该团队的进一步报道指出，通过经对侧上颌窦联合经鼻入路切除岩尖骨源性肿瘤的全切率为73%（16/22）；无颈内动脉损伤和唇下切口愈合障碍，6例患者有一过性面部麻木或疼痛；中位随访期13个月后，64%的患者无瘤生存，另36%的患者带瘤生存。本病例同样采用经双侧鼻腔联合经右侧上颌窦入路。

术中在导航下测量发现经右侧上颌窦的手术路径，较常规的经右侧鼻腔路径具有约 30° 的角度优势。结合角度内镜，更利于在直视下对斜坡旁段颈内动脉后外侧的肿瘤进行显微操作，在无需行颈内动脉外侧移位的情况下，安全有效地切除该部位的肿瘤。此外，多通道的手术入路亦提高了手术操作的自由度，避免了器械"打架"及其可能引发的不良事件。目前，该联合入路主要用于好发于外侧岩尖的病灶，如脊索瘤和软骨肉瘤等骨源性肿瘤、脑膜瘤、神经鞘瘤、转移癌、胆固醇肉芽肿、囊肿等。此外，该联合入路在海绵窦颈内动脉后区、颈静脉孔 / 舌下神经管区是否较传统手术入路具有优势，目前仍有争议，需进一步研究。

目前，对于偏离中线生长、位于颈内动脉后外侧的岩尖骨源性肿瘤，如脊索瘤、软骨肉瘤，外科手术仍存在一定的困难。经对侧上颌窦联合经鼻入路，可兼顾病灶的有效显露和减少对脑组织、颈内动脉的损伤，具有较好的应用前景。

病例提供者：沈明

点评专家：王镛斐

参考文献

1. 周良辅. 现代神经外科学. 3 版. 上海：复旦大学出版社，2021：1013-1019.

2. LAVIGNE P, WANG E W, FERNANDEZ-MIRANDA J C. Supratotal resection of residual clival chordoma with combined endoscopic endonasal and contralateral transmaxillary approaches: 2-dimensional operative video. Operative Neurosurgery, 2019, 16（3）：E88-E89.

3. LAWRENCE J D, MARSH R, TURNER M T. Contralateral transmaxillary approach for resection of chondrosarcoma of the petrous apex: a case report. Ear

Nose Throat J，2023，102（3）：156-159.

4. PAMIAS-PORTALATIN E，MAHATO D，RINCON-TORROELLA J，et al. Endoscope-assisted contralateral transmaxillary approach to the clivus and the hypoglossal canal：technical case report. J Neurosurg，2018：1-7.

5. PATEL C R，WANG E W，FERNANDEZ-MIRANDA J C，et al. Contralateral transmaxillary corridor：an augmented endoscopic approach to the petrous apex. J Neurosurg，2018，129（1）：211-219.

6. SNYDERMAN C H，GARDNER P A，WANG E W，et al. Experience with the endoscopic contralateral transmaxillary approach to the petroclival skull base. Laryngoscope，2021，131（2）：294-298.

7. WANG W H，LAN M Y，SNYDERMAN C H，et al. Combined endoscopic endonasal and contralateral transmaxillary approach for petrous cholesteatoma：2-dimensional operative video. Operative Neurosurgery，2021，20（6）：E434-E435.

8. ZANATION A M，SNYDERMAN C H，CARRAU R L，et al. Endoscopic endonasal surgery for petrous apex lesions. Laryngoscope，2009，119（1）：19-25.

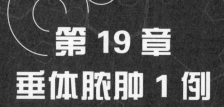

第 19 章
垂体脓肿 1 例

📋 **病历摘要**

　　患者，女性，31 岁。主诉：停经半年，反复发热头痛 3 个月，多饮多尿 1 个月。现病史：患者于 2020 年 10 月无明显诱因下出现停经，无溢乳。2020 年 12 月服用中药，2021 年 1 月月经来潮 1 次。2021 年 1 月 30 日无明显诱因下出现发热，最高体温 39 ℃，伴寒战、乏力，头部胀痛，枕部为著，服用布洛芬后缓解。发热期间无咳嗽咳痰、腹痛腹泻、尿频尿急尿痛，无皮疹。2021 年 2 月 6 日查血常规、肝肾功能、甲状腺功能未见明显异常，血沉 25 mm/h ↑，因长期腰背痛同时查 *HLA-B27* 阳性，结合骶髂 CT 表现诊断强直性脊柱炎，2021 年 2 月 10 日起给予阿达木单抗治疗，每 2 周 1 次，每次 40 mg，腰背痛症状明显好转。但患者反复发热，约每周 1 次，性质同前。2021 年 3 月中旬，患者突然出现口干、多饮、多尿，每日排尿十余次，24 小时尿量在 4000 mL 以上。2021 年 4 月，患者在外院查空腹血糖 5.1 mmol/L，血清泌乳素 139.3 ng/mL，雌二醇 96.34 pmol/L，孕酮 1.16 nmol/L，卵泡刺激素 3.67 mIU/mL，黄体生成素 1.09 mIU/mL，绒毛膜促性腺激素 0.15 mIU/mL，垂体增强 MRI 检查示鞍区异常信号，大小约 2.2 cm×1.7 cm×1.1 cm，垂体柄增粗，考虑"垂体瘤"。给予溴隐亭 1.25 mg qd，1 周后复查泌乳素 4.97 ng/mL。患者仍停经，多饮多尿无好转，为进一步诊治收入我院。既往史：2013 年及 2018 年两次接受"剖宫产术"，手术顺利，无难产、大出血。14 岁月经初潮，2020 年 10 月发病前月经周期规则。否认强直性脊柱炎之外的其他系统性疾病病史。否认消化科、精神科用药及雌激素使用。

查体：体温 36.6 ℃，脉搏 75 次/分，呼吸 18 次/分，血压 101/66 mmHg，身高 161 cm，体重 61 kg。体格检查无特殊阳性体征。初步考虑：鞍区占位，垂体前叶功能减退症（性腺轴），中枢性尿崩症，高泌乳素血症，强直性脊柱炎。

入院后完善垂体前后叶功能评估，8AM 血皮质醇 12.08 μg/dL，促肾上腺皮质激素 15.9 pg/mL，促甲状腺激素 1.00 mIU/L，游离甲状腺素 15.9 pmol/L，游离三碘甲状腺原氨酸 4.53 pmol/L，黄体生成素 4.32 IU/L，卵泡刺激素 5.84 IU/L，雌二醇 117.2 pmol/L，黄体酮 1.0 nmol/L，生长激素 1.17 ng/mL，胰岛素样生长因子 -1 240 μg/L，泌乳素 146.5 ng/mL，提示高泌乳素血症；监测 24 小时尿量 3000～4000 mL，血渗透压 303 Mosm/kg H_2O ↑，尿渗透压 240 Mosm/kg H_2O，禁水加压试验支持部分性中枢性尿崩症。复查垂体增强 MRI 示垂体膨隆，见低信号占位，边缘呈等高信号，增强后边缘明显强化伴分隔。视交叉轻度受压，鞍底轻度扩张。考虑"垂体腺瘤伴囊变可能"（图 19-1A ～图 19-1D）。完善 DWI 示垂体增大，未见明显异常高信号。结合患者发热头痛症状，临床考虑垂体脓肿可能，故完善腰穿。腰穿检查脑脊液压力 142 mm H_2O，糖 2.7 mmol/L（同步血糖 5 mmol/L），氯 122 mmol/L，蛋白 665 mg/L ↑，潘氏试验弱阳性，白细胞 8×10^6/L，红细胞 1×10^6/L。脑脊液细菌培养阴性。给予去氨加压素 0.05 mg qn 控制尿量。于 2021 年 6 月 1 日在神经外科行内镜下经鼻垂体脓肿切开引流术。术中切开垂体，见乳白、乳黄色脓液流出，脓液送培养，脓肿壁切除部分送病理和病原学宏基因组测序。排尽脓液，脓肿腔未填充人工材料，鞍底用鼻腔底部游离黏膜瓣覆盖，以防脑脊液漏。术后病理示符合淋巴浆细胞炎症。术后复查激素示 8AM 血皮质醇 6.99 μg/dL，促肾上腺皮质激素 3.6 pg/mL，促甲状腺激素 0.22 mIU/L，游离甲状腺素 9.94 pmol/L ↓，游离三碘甲状腺原氨酸 1.83 pmol/L ↓，黄体生成素 2.13 IU/L，卵泡刺激素 4.14 IU/L，雌二醇＜ 18.4 pmol/L，黄体酮 0.5 nmol/L，生长激素 0.39 ng/mL，胰岛素样生长因子 -1 201 μg/L，泌乳素 82.35 ng/mL ↑，考虑垂体前叶功能减退（皮质轴、甲状腺轴、性腺轴），给予氢化可的松 10 mg qd、优甲乐 50 μg qd 替代，尿崩症继续去氨加压素 0.05 mg qn 替代治疗。脓液培养及病原学宏基因组测序检查阴性，经验性给予万古霉素 1.0 g q12h 联合头孢他啶 2.0 g q8h 静脉滴注抗感染。患者无发热，无头痛。术后 1 个月（2021 年 7 月 1 日）（图 19-1E ～图 19-1H）复查垂体增强 MRI 示垂体脓肿术后改变，垂体柄增粗，垂体不均匀强化范围较前明显减小。复查腰穿，脑脊液糖 2.9 mmol/L，氯 117 mmol/L，蛋白 438 mg/L，潘氏试验阴性，白细胞 2×10^6/L，红细胞 1×10^6/L，停用抗生素。术后 1 个半月（2021 年 7 月 16 日）复查垂体功能示 8AM 皮质醇 15.57 μg/dL，促甲状腺激素 1.27 mIU/L，游离甲状腺素 15.57 pmol/L，游离三碘甲状腺原氨酸 4.02 pmol/L，尿量约 2000 mL/ 天，仍无月经来潮，停用可的松，优甲乐减至 25 μg qd、去氨加压素减至 0.025 mg qn。术后 2 个半月（2021 年 8 月 17 日）复查 8AM 皮质醇 16.48 μg/dL，甲状腺功能正常，停用优甲乐。术后 3 个半月（2021 年 9 月）月经自行来潮。术后半年（2021 年 12 月 24 日）8AM 血皮质醇 12.12 μg/dL，促甲状腺激素 1.43 mIU/L，游离甲状腺素 16.6 pmol/L，游离三碘甲状腺原氨酸 4.51 pmol/L，月经周期正常。服用去氨加压素 0.05 mg qn，每日尿量不超过 2000 mL，但如停用，仍有排尿次数增多及口干，考虑垂体后叶功能未恢复，继续予以随访。

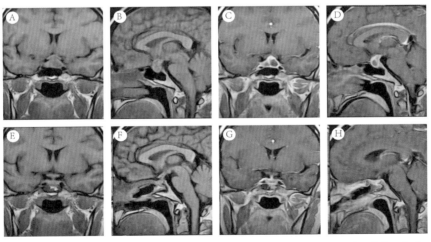

A、B：术前冠状位和矢状位 T_1W MRI 显示鞍区低信号占位；C、D：术前冠状位和矢状位 T_1 增强 MRI 显示病灶呈多囊性伴环形强化；E、F：术后冠状位和矢状位 T_1W MRI 显示病灶消失；G、H：术后冠状位和矢状位 T_1 增强 MRI 显示病灶消失。

图 19-1　术前及术后 1 个月垂体增强 MRI

病例分析

　　患者表现为停经、口干、多饮、多尿，首先行相关检查鉴别其停经、口干、多饮、多尿的原因。关于停经原因的鉴别，患者为育龄期女性，首先完善绒毛膜促性腺激素检查除外妊娠，继而行性腺轴激素、泌乳素及甲状腺功能检查，发现泌乳素显著升高。高泌乳素血症的原因包括妊娠哺乳等生理性泌乳素升高、药物性泌乳素升高（主要为一些精神科药物、胃肠动力药物、雌激素和避孕药）、原发性甲减、分泌泌乳素的垂体腺瘤及其他类型垂体腺瘤，以及鞍区的其他病变。该患者无相关药物使用史，甲状腺功能正常，无妊娠哺乳，故给予完善垂体增强 MRI 发现鞍区占位。患者有口干、多饮、多尿，无糖尿病病史，查空腹血糖正常，结合其鞍区占位，考虑尿崩症可能。给予监测 24 小时尿量，完善血尿渗透压及禁水加压试验证实为部分性中枢性尿崩症。至此，患者高泌乳素血症，部分性中枢性尿崩症，鞍区占位诊断明确。对于鞍区占位的患者，应完善垂体前后叶功能的评估，因此，进一步进行了皮质轴、GH 轴的评估，未见明显异常。根据垂体前后叶功能评估的结果，给予去氨加压素替代治疗。

　　功能评估明确后，针对患者鞍区占位的性质进行鉴别诊断。患者病程中明显的特点是除鞍区囊性占位、尿崩症外，还存在反复发热和头痛。常见的垂体腺瘤、颅咽管瘤、原发性垂体炎可有头痛，但通常无发热表现，垂体腺瘤亦很少出现尿崩症。Rathke 囊肿伴感染、垂体脓肿可有发热、尿崩表现，影像学上可表现为囊性病灶，符合本患者临床特点。此外，患者在病程中曾使用阿达木单抗，该药物为人源化 TNFα 单克隆抗体，感染是其最常见的不良反应之一，因此，考虑患者感染的机会较大。进一步鉴别 Rathke 囊肿和垂体脓肿，Rathke 囊肿在 MRI 上通常与垂体分界清晰，与本患者不符。典型垂体脓肿在 MRI 上表现为 T_1W 低信号或等信号，T_2W 高信号或等信号，增强后边缘明显强化，也有部分患者在 T_1W 和 T_2W 上信号不均，增强后不规则强化。与本患者 MRI 表现一致，临床考虑患者垂体脓肿可能大。垂体脓肿患者在腰穿检查时可有脑脊液白细胞升高，蛋白含量升高，糖下降，故给予完善腰穿，结果显示白细胞正常高限，蛋白稍偏高，糖稍偏低，余未见明显异常，细菌培养阴性。综合病史、临床表现、影像及腰穿结果，考虑垂体脓肿。

垂体脓肿首选手术治疗，故给予转入神经外科手术。手术中见脓液流出，术后病理示符合淋巴浆细胞炎症，垂体脓肿诊断明确。脓液及脓肿壁送培养及病原学测序，无阳性发现。故根据经验给予万古霉素 1.0 g q12h 联合头孢他啶 2.0 g q8h 静脉滴注。抗感染疗程通常为 4～6 周，在停用抗生素前评估临床症状及影像学。故在术后 1 个月复查垂体增强 MRI 未见脓肿复发，复查脑脊液常规生化正常，患者无头痛发热症状，予停用抗生素。术后对患者垂体功能进行随访，1.5 个月皮质轴功能恢复，2.5 个月甲状腺轴功能恢复，3 个月性腺轴功能恢复。术后半年复查，垂体后叶功能未能恢复正常，仍需替代治疗。术后半年复查垂体增强 MRI 未见复发。

📋 病例点评

鞍区占位病因繁多，包括垂体瘤、颅咽管瘤、脑膜瘤等良性

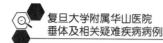

肿瘤，生殖细胞肿瘤、淋巴瘤、转移癌等恶性肿瘤，垂体增生，Rathke 囊肿、皮样囊肿等囊肿性疾病，垂体炎、垂体脓肿等炎症性疾病。不同病因治疗手段不同，需注意鉴别。不同的鞍区病变在临床表现方面可有重叠，如占位效应、垂体功能减退等，但也有各自的特点，如功能性垂体腺瘤可存在肢端肥大、库欣综合征、闭经泌乳等激素过度分泌的表现，垂体腺瘤除卒中外，通常极少出现尿崩症，而炎症性或浸润性病变则易表现为尿崩症，垂体脓肿可有发热等。在垂体功能评估和生化检查中，功能性垂体瘤可有激素水平的升高，生殖细胞肿瘤可有 HCG、AFP 等肿瘤标志物的升高。在影像检查中，垂体腺瘤在 MRI 上通常表现为 T_1W 低信号或等信号，T_2W 等信号或稍高信号，在增强扫描后低强化。而淋巴细胞性垂体炎则表现为垂体前叶增大，后叶高信号消失，增强后明显均匀强化。临床上需充分收集临床表现、完善功能评估和其他生化免疫检查，以及影像学检查（包括 CT、MRI，必要时行放射性核素分子成像）进行区分。当充分结合各种信息后仍不能明确，可进行手术活检。如本例患者，年轻女性，有发热、头痛、闭经、尿崩临床表现，生化检查提示泌乳素升高，但短期小剂量溴隐亭即可将泌乳素降至正常，MRI 显示鞍区囊性占位灶，有阿达木单抗使用史，临床首先考虑垂体脓肿。

垂体脓肿是一种少见的鞍区感染性疾病，但临床感染特征，如发热、白细胞升高及脑膜刺激征常不明显。CT 及 MRI 等影像学检查常常难以鉴别垂体腺瘤囊变、颅咽管瘤和垂体脓肿。但垂体脓肿即便在体积较小的情况下也容易出现头痛、垂体功能减退、尿崩等表现，而垂体腺瘤除非出现卒中，一般很少发生尿崩症。

腰穿脑脊液检查部分垂体脓肿患者脑脊液白细胞升高，蛋白水平升高，糖浓度降低，有助于鉴别垂体脓肿和垂体腺瘤。如本例患者，最初的 MRI 报告显示为垂体腺瘤，但临床根据患者的症状、病史进行分析，并根据鉴别诊断思路进行了腰穿检查，最终拟诊为垂体脓肿。这提示我们，临床诊断不能仅依赖于影像学检查报告，临床医生需结合患者的临床表现、病史、体格检查等结果综合鉴别，得出诊断。临床医生与辅助科室医生也应相互反馈，积累经验，以提高诊断准确性。垂体脓肿主要的病因分 3 类，包括原发性（主要有血源性感染，或颅内或垂体窝附近的感染扩散导致感染）、继发性（继发于鞍区病变术后）和特发性。如本例患者无明确病因，考虑特发性。

垂体脓肿的首选治疗手段是经鼻蝶手术，可彻底清除脓肿，也可清除蝶窦内炎性病灶而消灭感染源，还可避免脓肿与蛛网膜下腔相通而引起炎症扩散。术后应使用足量足疗程的抗菌药物。抗菌药物根据病原学结果选择，但遗憾的是，垂体脓肿脑脊液和脓液病原学检查的阳性率较低，北京协和医院回顾了 66 例垂体脓肿患者，其中仅 13 例获得病原学结果，阳性率为 19.7%。为提高病原学检查的效力，病原学二代测序、PCR 等可作为补充检测手段。如无法明确病原学，可根据感染入侵途径和当地耐药菌流行情况给予经验性抗菌药物。可首选头孢曲松或联合甲硝唑，头孢菌素过敏者选用氨曲南或美罗培南，美罗培南可覆盖厌氧菌。有耐甲氧西林金黄色葡萄球菌感染危险因素的患者，可选用万古霉素。疗程根据手术情况决定，手术全清除脓肿患者，术后抗菌药物静脉使用 2 周，改口服使用 2 周；未全清除者，术后静脉使用

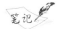

笔记

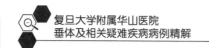

抗菌药物 4 ～ 6 周。患者症状好转，复查影像学无复发依据可考虑停药。

本例患者发热、头痛、尿崩，脑脊液提示白细胞正常高限、蛋白偏高、糖浓度偏低，MRI 提示鞍区囊性占位灶，提示垂体脓肿可能。本患者有使用阿达木单抗病史，但其发热停经症状在用药前已发生，使用阿达木单抗不久后出现尿崩表现，提示阿达木单抗可能促进脓肿进展。病史及检查未发现明确病因，考虑特发性。患者在拟诊脓肿后进行手术治疗，病原学检查无阳性发现，根据经验给予头孢他啶联合万古霉素抗感染。患者手术中清除部分脓肿壁，考虑未全切，因此静脉抗生素疗程 1 个月，发热症状消失，复查 MRI 无复发依据，给予停用抗生素。需要注意的是，对于脓肿术后患者仍需随访垂体功能。根据协和医院报告，垂体脓肿术后有 69.7% 的患者存在持续的垂体功能减退，其中，肾上腺皮质轴减退最为常见（48.5%），其次为甲状腺轴（10.6%），性腺轴功能减退的患者有 4.5%。Agyei J O 等综述了 151 例文献报告存在垂体功能损害的垂体脓肿病例，术后 32.3% 的患者垂体功能完全恢复，33.8% 部分恢复。对于持续存在功能减退的患者，仍需给予替代治疗，但应注意及时调整剂量，而对于功能恢复的患者，需注意及时停用，以防止激素过量。本例患者复查垂体功能提示肾上腺皮质轴、甲状腺轴、性腺轴逐步恢复正常，但术后半年仍遗留中枢性尿崩症，继续去氨加压素替代治疗。后续将继续随访。

病例提供者：吴蔚、何敏

点评专家：王镛斐、叶红英

参考文献

1. 孙洁，赵曜，李士其. 垂体脓肿的诊断和经蝶显微手术治疗. 中华神经外科疾病研究杂志，2010，9（2）：157-160.

2. 张波，王任直，邹玉洁. 垂体脓肿的影像学特征及诊断要点. 中国实验诊断学，2004，8（1）：31-32.

3. AGYEI J O，LIPINSKI L J，LEONARDO J. Case report of a primary pituitary abscess and systematic literature review of pituitary abscess with a focus on patient outcomes. World Neurosurg，2017，101：76-92.

4. GAO L，GUO X，TIAN R，et al. Pituitary abscess：clinical manifestations，diagnosis and treatment of 66 cases from a large pituitary center over 23 years. Pituitary，2017，20（2）：189-194.

第 20 章
蝶窦源性颅内曲霉菌感染 1 例

📋 病历摘要

  患者,女性,53 岁。主诉:右眼视力下降 3 个月。现病史:患者 2021 年 2 月无明显诱因出现右眼视力下降,至外院就诊查头颅 MRI 增强示右侧眶尖部异常强化灶。外院考虑为右侧球后视神经炎,予甲强龙 1 g×3 d 静脉冲击治疗,患者视力下降症状有所改善,并于出院后口服泼尼松巩固。2021 年 3 月患者再次出现视力明显下降,伴右侧眼睑下垂,同月于外院行伽玛刀治疗,症状无明显缓解。为明确病灶性质及进一步治疗收入我院神经外科。患者否认糖尿病病史、免疫缺陷疾病病史、器官移植史。入院查体:右眼稍突出、无光感、眼球各向运动受限、直接间接对光反射消失,右眼睑完全下垂;左眼视力正常。于我院行头颅 MRI 示右侧眶颅沟通性占位，累及右侧海绵窦及眼眶球后部，右侧蝶窦内黏膜明显增厚（图 20-1）。诊断为右侧眶尖—鞍旁占位。2021 年 5 月在我院神经外科全麻下行内镜经鼻鞍区病变活检术。术中切取部分病灶行快速冰冻切片提示"炎性组织"。术后石蜡病理考虑为颅内曲霉菌感染。取得病理结果后请感染科会诊后立即开始静脉滴注伏立康唑，并转入感染科进一步抗真菌治疗。治疗过程中，患者突发左侧顶叶弥漫性出血及昏迷，予保守治疗后无明显好转，自动出院。

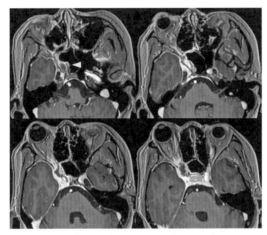

术前头颅 MRI 增强（水平位）可见右侧鼻窦黏膜明显增厚（箭头处），鼻窦处病灶于右侧眶尖部相连续，向前延伸入眶内，向后延伸至右侧海绵窦。同时见右侧中颅底内侧硬膜明显强化。

图 20-1　术前 T₁ 增强 MRI

$$\text{图 20-1　术前 } T_1 \text{ 增强 MRI}$$

病例分析

患者中年女性，既往无恶性肿瘤疾病史。术前无法判断占位性质，拟通过内镜经鼻鞍区病变活检来明确病灶性质。

手术在全麻下进行，双侧鼻腔—蝶窦入路，打开蝶窦前壁后，见右侧蝶窦腔黏膜明显水肿增厚，剥离后发现右侧海绵窦腹侧壁骨质缺损，有鱼肉样肉芽组织增生，右侧视神经管骨质亦缺损。取右侧蝶窦腔黏膜和部分海绵窦病灶组织分别送快速冰冻切片，提示"炎性组织"。海绵窦外侧壁神经充分减压。由于部分病灶质韧，与颈内动脉海绵窦段粘连十分紧密，分离过程中病灶深部间隙有少量动脉性出血，考虑炎性病灶有破坏颈内动脉外膜可能，未进一步强行剥离（图 20-2）。使用肌肉浆包裹颈内动脉外膜，电凝烧灼创面充分止血后，以阔筋膜及中鼻甲黏膜瓣重建颅底，结束手术。术后石蜡病理回报：纤维增生背景下见大量淋巴细胞、浆细胞、中性粒细胞浸润，有散在片状菌丝及孢子伴炎性渗出及坏死，加做银染、PAS 染色阳性，考虑曲霉菌感染（图 20-3）。

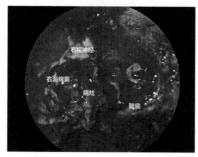

术中见右侧鞍旁病灶呈灰红色鱼肉状，与右侧海绵窦粘连紧密。

图 20-2　术中高清内镜图像

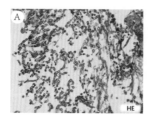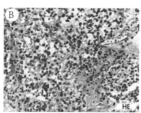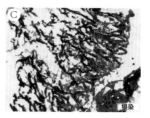

A：HE 染色显示散在片状菌丝及孢子；B：HE 染色显示炎性细胞浸润；C：银染（＋）。

图 20-3　术后病理照片（×400）

遂转入感染科完善相关检查，静脉滴注伏立康唑抗真菌治疗，过程中患者反复诉眼痛、头痛，头颅 MRV 示左侧横窦局限性充盈缺损（图 20-4）。由于术中曾有过动脉性出血，未行抗凝治疗。

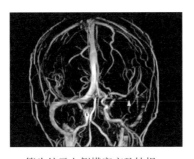

箭头处示左侧横窦充盈缺损。

图 20-4　术后 MRV 影像（正面观）

术后第 12 日，患者上厕所时因一过性肢体无力而摔倒，当时无意识丧失。查体发现右上肢肌力减退及右下肢锥体束征阳性，急查头颅 CT，未见出血。考虑为左侧半球脑梗，予 100 mg 阿司匹林抗血小板治疗。当日晚患者突发右侧面部及肢体抽搐，伴言语不利、烦躁，查体双侧瞳孔散大，急查 CT 示左侧顶叶大范围新发出血（图 20-5）。患者 GCS 评分进一步降至 1-2-T（E.M.V.）。由于考虑为曲霉菌导致弥漫性出血，外科干预效果不佳，予保守治疗 2 日，患者意识水平无明显改善。告知家属病情预后及转运风险后，家属决定转回当地姑息治疗，遂自动出院。

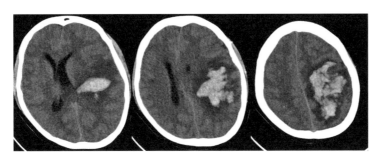

术后第 12 日急查头颅 CT 提示左侧顶叶大范围弥漫性出血，中线明显受压偏移。

图 20-5　术后第 12 日头颅 CT

笔记

病例点评

本例患者为颅内真菌感染。真菌广泛存在于我们身边的环境，但通常不引起疾病，仅在特殊情况，如宿主免疫异常时侵入人体。真菌可以通过血源性播散、邻近结构（如耳道、鼻道）的直接扩散、创伤性或医源性的种植进入中枢神经系统，引起脑膜炎、脑炎、脓肿、肉芽肿、血管炎等各种病变。颅内真菌性肉芽肿最常见的病原体是曲霉菌，而最常见的来源是经鼻窦侵入，因此病变多位于颅底。根据 Naik 等报道，颅内真菌性肉芽肿经积极手术及药物治疗后死亡率约 36.3%。广泛的出血性脑梗死也是严重颅内真菌感染较常见的并发症，极为致命。在本病例中，即考虑为曲霉菌引发的静脉窦堵塞及广泛的出血性脑梗死导致。

由于颅内真菌感染的临床表现多变且隐匿，诊断较为困难。症状和体征可以不明显。该病影像表现缺乏特异性而易误诊，T_1W、T_2W 表现为低信号、CT 见骨质侵蚀有助于与其他病变相鉴别。本例患者除视力下降外，无其余异常神经系统体征，也无发热表现。（1，3）-β-D 葡聚糖检测（G 试验）、半乳甘露聚糖抗原检测（GM 试验）有重要的辅助诊断价值，但假阴性较多，应避免在使用抗真菌治疗后再行检测。诊断的金标准为病理活检。脑脊液、血液的涂片及培养也是常用的病原学检验手段，必要时行脑脊液二代测序可能有帮助。

手术和抗真菌药物是颅内真菌感染的主要治疗手段。外科手术目的包括获取病理样本明确诊断、清除局灶性病变、解除压迫、降低颅内压，以及开放引流。脓肿或炎性肉芽肿等局限病灶，如

笔记

合并颅内高压或局灶神经系统体征，应行外科手术切除。当病灶位于脑深部或功能区，应结合神经导航技术，最大限度地保护正常脑组织的功能。对于鼻窦源性颅内真菌感染，开放蝶窦腔确保引流通畅至关重要，有利于去除感染源。颅内真菌感染可使用的抗真菌药物有限，仅有氟康唑、伏立康唑、两性霉素 B 脂质体等数种血脑屏障通透性好的品种。也有学者提出通过 Ommaya 囊进行两性霉素的鞘内注射。抗真菌药物的不良反应较为常见，患者即使感染痊愈后也可能持续遭受药物相关的严重后遗症，如神经功能损害、肾损伤等；且抗真菌药物价格昂贵，给患者造成很高的经济负担。颅内真菌感染的预后很差，Young 等的研究发现，即使经过积极的治疗，该病死亡率仍高达 39%；而未及时获得恰当治疗则会使死亡率升至 64%。此外，病理结果也能指导药物治疗，在镜下，肉芽肿表现为广泛纤维化的背景中大量炎症细胞的浸润。较多的纤维成分能够阻碍抗真菌药物的进入，降低局部药物浓度，且不易引流，使得病原难以根除，提示预后不佳。因此，颅内真菌感染的关键在于早发现、早诊断、早治疗。

本病例中，患者右眼无光感、直接间接对光反射消失、上睑下垂、运动受限的体征提示右侧视神经、动眼神经、滑车神经、外展神经同时受累，结合眶尖部占位，考虑为真菌性眶尖综合征。眶尖综合征又称 Rollet 综合征，是由于病变侵犯视神经孔和眶上裂，引起的一系列眶尖组织功能损伤。其病因多样，包括炎症、感染、占位性疾病、外伤、缺血、手术损伤等。眶尖是眼眶与颅脑直接连通的结构，包括眶上裂和视神经孔。眶上裂是蝶骨大、小翼间的裂隙，向后通海绵窦前部，有动眼神经、滑车神经及三叉神经第一支通过。视神经孔是眶尖部位于眶上裂内侧的小孔，主要有视神经及眼动脉通过。眶尖综合征是一组临床表现的总称，包括：①眶上裂受累的表现，即眶上裂综合征：复视、眼球运动受限、上睑下垂、面部感觉障碍等相应神经损伤的表现；②视神经孔受累的表现，主要为视力受损；③占位性病灶压迫时还可出现眼球突出、眼球后疼痛、结膜水肿。占位性病变引起的眶尖综合征累及颅内时常需神经外科干预，而患者往往由于明显的眼部症状首诊于眼科。该病的病变部位可以与症状表现部位相分离，加之临床上对此病的认识不足或经验缺乏，因而极易漏诊、误诊，使患者错失治疗良机。

病理证实真菌感染后，进一步追问该病例既往史，发病前患者家中无大扫除、未去过图书馆、无花草接触史。但患者家中有一较为阴暗积灰的车库，可能反复出入车库时吸入真菌孢子引起感染。由于术中见到的蝶窦黏膜粗糙增厚及骨质缺损，考虑患者的感染源位于蝶窦，眶尖病灶是其直接侵袭所致。真菌感染是鼻窦源性眶尖综合征的常见病因之一。眼眶与鼻窦关系极为密切，其上、下、内三壁均为鼻窦环绕。眼眶内壁间存在大量潜在空隙、眶壁薄、静脉丰富而缺少瓣膜，血液在鼻窦和眼眶尖可以自由流动，这些构成了鼻窦源性眶尖综合征的解剖学基础。最终导致患者的眶尖病灶逐渐进展为颅内真菌感染（图20-6）。

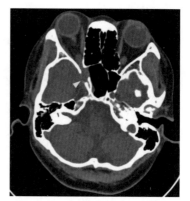

箭头处示骨质缺损，眶内、蝶窦、颅内病灶相沟通，提示病灶经蝶窦-眶尖侵入颅内。

图20-6　术前头颅CT骨窗位

颅底曲霉感染病例因较为罕见，多以病案报道的形式发表。Zhang 等 2020 年综合分析了来自 42 篇原始文献的 68 例侵袭海绵窦的曲霉菌性肿物的病例报道（包括肉芽肿和脓肿）。发现患者中最多见的临床表现依次为头痛（61.8%）、视野损害（57.4%）、眼肌麻痹（54.4%）、面部或眶周疼痛（30.9%）和眼球突出（30.0%）等。67.3% 的患者接受了手术治疗，87.3% 接受了抗真菌药物治疗。最终 50% 的患者痊愈，而 31.5% 的患者死于该病及疾病相关并发症。作者又结合了自己报道的 4 例同类病例，发现经手术治疗的患者的死亡率（24.4%）低于未经手术的患者（44.4%），提示积极手术明确诊断对后续用药的指导具有重要意义，但建议对于免疫功能不全的患者仍应权衡手术风险与收益。

　　有一点需要注意的是，本病例原应属于颅内真菌感染引起的肉芽肿性病变，肉芽肿是一种慢性的、局限性炎症病变，多见于免疫正常的个体，而播散性曲霉菌病则多见于免疫低下个体。然而，在机体免疫功能受损时，局限性的肉芽肿病变可发生播散。本案例患者虽无导致免疫低下的慢性疾病，但曾因在外院诊断为视神经炎而接受大剂量糖皮质激素冲击治疗。该方案可能是引起患者眶尖部的局限性肉芽肿向颅内广泛播散，最终导致了患者后续发生广泛性出血性不良结局的主要因素。若将真菌感染当作自身免疫性疾病行经验性激素冲击治疗，极易加重患者病情导致严重后果。在临床实践中占位病变性质不明时，必须警惕真菌性占位的可能性。

病例提供者：马增翼

点评专家：寿雪飞、王镛斐

参考文献

1. 郭玉芬，袁逸铭，刘增平，等．以眶尖综合征为主要表现的蝶窦病变．中华耳鼻咽喉头颈外科杂志，2005（9）：55-57.

2. 李博志，曹雅，曹秉振．鼻 - 眼 - 脑型真菌感染诊治．中国真菌学杂志，2015，10（6）：380-384.

3. 李永，张天明，邱锷，等．鼻源性颅内真菌感染临床分析．中国现代神经疾病杂志，2020，20（12）：1085-1091.

4. 赵玮，顾朝辉，周岩，等．蝶窦源性眶尖综合征诊疗分析．中国医师进修杂志，2013，36（21）：66-68.

5. 周良辅．现代神经外科学．3 版．上海：复旦大学出版社，2022：583-593.

6. NAIK V，AHMED F U，GUPTA A，et al. Intracranial fungal granulomas：a single institutional clinicopathologic study of 66 patients and review of the literature. World Neurosurg，2015，83（6）：1166-1172.

7. SUNDARAM C，MURTHY J M K. Intracranial aspergillus granuloma. Patholog Res Int，2011：157320.

8. YOUNG R F，GADE G，GRINNELL V. Surgical treatment for fungal infections in the central nervous system. J Neurosurg，1985，63（3）：371-381.

9. ZHANG H，JIANG N，LIN X，et al. Invasive sphenoid sinus aspergillosis mimicking sellar tumor：a report of 4 cases and systematic literature review. Chin Neurosurg J，2020，6：10.

第 21 章
内镜经鼻 – 斜坡入路切除脑干海绵状血管瘤 1 例

病历摘要

患者，女性，25 岁。主诉：脸麻、呛水 4 个月余，缓解后再次加重伴头痛、口齿不清、行走不稳 1 周。现病史：患者 2021 年 4 月因"头晕伴面部麻木、饮水呛咳"于我院就诊，查头颅 CT（图 21-1A）提示脑桥团块状高密度灶，头颅 MRI（图 21-1B ～图 21-1F）提示脑桥斑片状 T_1W 高信号灶，大小约 2.0 cm × 2.6 cm × 1.7 cm，SWI 呈团块状混杂信号影、可见多支异常小血管伸入病灶，增强后部分斑片状轻度强化，第四脑室轻度受压。诊断为海绵状血管瘤（cavernous malformation，CM）伴出血可能。予收入住院，拟行手术治疗；在完善术前检查期间，患者面部麻木、饮水呛咳等症状较前明显好转。患者与家属商议后要求保守治疗，暂不手术，予门诊定期随访。2021年8月28日患者突发头痛，并再次出现面部麻木、饮水呛咳，伴口齿不清、咀嚼无力、吞咽困难和左下肢乏力，复查头颅CT及MRI提示脑桥病灶再次出血，范围较4个月前明显增大，第四脑室明显受压变形（图21-2）。于2021年9月8日在全麻下行内镜经鼻—斜坡入路脑桥CM切除术，术中使用CT/MRI导航及电生理监护，手术顺利。术后复查MRI未见明显病灶残留、脑桥减压满意（图21-3）。患者恢复情况良好，各项神经功能障碍明显改善，无新发神经功能减退。留置腰大池引流5天，2周后内镜下拔除碘仿纱条，无脑脊液漏，予以出院进一步康复治疗。术后3个月随访时患者原有神经功能障碍症状完全缓解。病理为海绵状血管瘤：CD34（血管＋），CD31（血管＋），SMA（血管＋），ERG（血管＋），Ki67（2%＋）。

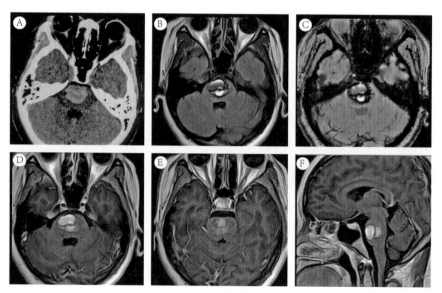

A：头CT平扫（轴位）示脑桥出血灶；B：轴位 T_1W MRI示病灶呈混杂高信号；C：轴位 SWI示病灶内异常小血管；D、E：轴位 T_1 增强MRI病灶部分强化；F：矢状位 T_1 增强MRI示病灶异常强化。

图21-1　脑桥海绵状血管瘤首次发病时头颅CT、MRI

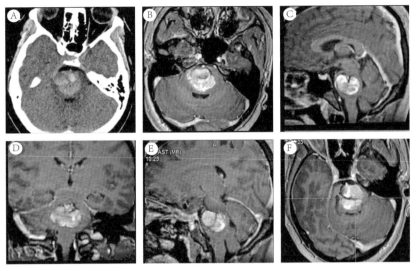

A：头 CT 平扫（轴位）示脑桥出血灶较 4 个月前增大，压迫第四脑室；B：轴位 T₁ 增强 MRI 示脑桥病灶；C：矢状位 T₁ 增强 MRI 示脑桥病灶；D：冠状位 T₁ 增强 MRI 示脑桥病灶；E：矢状位 DTI 示锥体束位于病灶背侧；F：轴位 DTI 示锥体束位于病灶背右侧。

图 21-2　脑桥海绵状血管瘤再次出血时头颅 CT、MRI

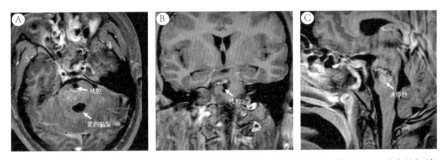

A. 轴位 T₁ 增强 MRI 示病灶切除后第四脑室减压充分；B. 冠状位 T₁ 增强 MRI 示病灶切除后的残腔；C. 矢状位 T₁ 增强 MRI 示残腔内填塞的止血材料（速即纱），带蒂鼻中隔黏膜瓣显影良好。

图 21-3　术后即刻头颅 MRI 增强（iMRI）

📋 病例分析

　　患者系青年女性，术前 4 个月脑桥出血 1 次，MRI SWI 序列检查可见多支异常小血管伸入病灶，符合典型的 CM 表现，诊断

191

基本明确。术前准备期患者症状明显好转，故暂予随诊。首次出血4个月后，病灶再次出血，且出血量较前明显增加，患者症状明显加重，再次收治安排手术。MRI见病灶位于脑桥腹侧，已达皮层水平，DTI见锥体束位于病灶的右侧和背侧；因此，笔者团队决定采用内镜经鼻—斜坡入路手术，力争全切除病灶，解除其对脑干的压迫，降低再出血的风险。

手术在全麻下进行，患者取仰卧位，上半身抬高约20°，头部右旋约15°。将CT和MRI数据融入导航系统，用以精确定位。首先，在0°内镜下切除右侧中鼻甲，制作右侧带蒂鼻中隔黏膜瓣。按常规行蝶窦开放。导航下和超声多普勒下定位双侧斜坡旁段ICA，将双侧斜坡旁段ICA、鞍底和蝶窦底壁作为显露范围的参考标记，使用磨钻磨除斜坡骨质，暴露斜坡硬膜。采用电生理监护定位双侧外展神经在硬膜下和硬膜间的走行（图21-4A），以避免切开硬膜时对其造成损伤。沿中线切开斜坡硬膜，电凝和流体明胶处理基底窦的静脉性出血，两侧暴露至岩下窦内缘。打开蛛网膜，可见脑桥腹侧膨隆，基底动脉偏右，其左侧脑桥表面见黄染（图21-4B）。导航再次确认后，略剖开脑桥表面皮质即见暗红色血肿，将血肿吸除后可见病灶，后者呈灰红色桑葚状，符合CM的表现（图21-4C）。病灶体积较大，先行病灶内分块切除，充分减压后，沿病灶周边的含铁血黄素沉着带分离并切除之（图21-4D），最后达内镜下全切除（图21-4E），深部可见一支粗大的静脉，为脑发育性静脉异常（developmental venous anomaly，DVA），予以妥善保护（图21-4F）。再次确认电生理监护下躯体感觉诱发电位和脑干听觉诱发电位与基线状态相同（图21-5）。使用速即纱填塞残腔止血。斜坡硬膜缺损约 1 cm×0.5 cm，使用可吸收人工脑膜、自体脂肪、两层阔筋膜（分别置于硬膜下和硬膜外）和带蒂鼻中隔黏膜瓣进行多层颅底重建，碘仿纱条支撑 2 周。

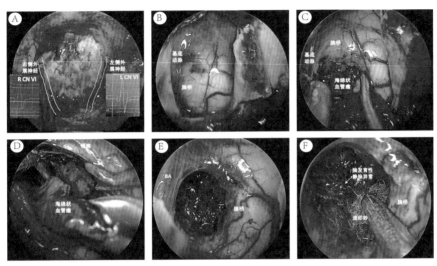

A：使用电生理监护仪定位双侧外展神经的走行（黄色线条）；B：切开斜坡硬膜暴露脑桥、基底动脉及病灶表面的黄染；C：显露 CM；D：沿含铁血黄素沉着带切除 CM；E：CM 切除后脑桥的空腔；F：妥善保护脑发育性静脉异常（DVA）。

图 21-4　手术过程

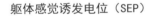

躯体感觉诱发电位（SEP）　　　　脑干听觉诱发电位（BAEP）

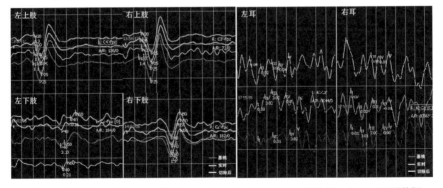

红色：基线数据；绿色：实时数据；白色：CM 切除后的平均数据。电生理监测数据显示：病灶切除过程中及切除后，SEP 和 BAEP 诱发电位的波幅和潜伏期未发生明显变化，提示术中脑干功能保护完好。

图 21-5　术中电生理监测

📋 病例点评

脑干海绵状血管瘤（brainstem cavernous malformation，BSCM）是一种低流量的隐匿性血管畸形，与毛细血管扩张和静脉发育不良有关，占颅内海绵状血管瘤的 9% ～ 35%。BSCM 最常发生在脑桥，其次是中脑，较少单发于延髓。当 BSCM 发生出血时，患者往往表现为急性神经功能缺失症状，如颅神经功能障碍、偏瘫和肢体感觉障碍等，一般进展较快；当血肿吸收后，症状可有所缓解。据文献报道，BSCM 的年出血率为 2.3% ～ 10.6%。首次出血后，60% 患者会再次发生出血，造成更为严重的神经功能障碍，且部分患者难以恢复至发病前的状态。本例患者 4 个月间二次出血，二次出血引起的症状显著较首次出血时严重，经手术切除病灶后脑干获得减压，康复治疗后原有神经功能障碍症状完全缓解，手术效果满意。本病例首次出血后若进行手术，有可能避免二次出血及其所致的神经功能障碍，但考虑到脑干手术本身的风险，以及首次出血后症状迅速缓解的情况，尊重患者及家属选择，密切随访观察。

显微手术是治疗 BSCM 的首选方法。由于脑干内神经核团高度聚集、空间狭小，手术相关的死亡率为 0% ～ 6.3%，病残率为 5% ～ 27.7%，因此，需严格掌握手术适应证和手术时机。对于病灶较小、无或轻微临床症状的患者，一般选择保守治疗。而对于以下情况则建议手术治疗：病灶部位相对容易到达（病灶接近脑干表面）；反复出血（≥ 2 次）；神经功能障碍快速 / 进行性加重；占位效应明显；BSCM 包膜外出血（此类情况很容易致命，具有急诊手术指征）等。手术治疗的主要目标是争取全切 CM，预防再次出血，对神经功能障碍的恢复通常不做过多的考量。BSCM 多呈结节桑葚状生长，深入脑干组织内，术后可能残留及再次出血，且出血急性期的 CM 及伴发血肿与脑干组织的界面常常混杂不清，手术探查和分离切除时易造成新发的神经功能障碍。因此，如患者病情允许，一般建议在出血后 4 ～ 6 周进行手术，此时血肿吸收、病灶周边的含铁血黄素沉着带形成，利于充分探查、全切病灶而不损伤正常脑干组织。本例患者脑桥 CM 再出血后病灶明显压迫脑干组织，神经功能障碍呈进行性加重，因此决定限期行内镜经鼻手术切除 CM。术中发现大部分病灶周边有含铁血黄素带，可安全分离，而深部偏左侧的新发出血灶周边无含铁血黄素沉着带，与脑干组织边界欠清晰，但 DTI 提示锥体束位于右侧，故而继续耐心分离肿瘤边界，最后达到病灶全切除，术后无新发的神经功能障碍。

选择恰当的手术入路是手术成功的关键。若病灶接近脑干皮层，则该处为最适合的进入点。若病灶位于脑干深部，则可根据病灶的位置与邻近的安全进入区域（safe entry zone，SEZ）的连线来选择合适的手术入路。常用的 SEZ 包括中脑前区（anterior midbrain zone，AMZ）、三叉神经上区（superior trigeminal zone，STZ）、三叉神经旁区（paratrigeminal zone，PTZ）、脑桥外侧区（lateral pontine zone，LPZ）、橄榄区（olivary zone，OZ）、前外侧沟（anterior lateral sulcus，ALS）、上丘旁正中区（paramedian superior colliculus，PSC）、中央后沟（postcentral sulcus，PS）等。此外，随着神经影像技术的发展，DTI 锥体束成像技术亦被广泛应用于 BSCM 手术入路的设计。就开颅手术而言，根据上述规则，位于中脑的 CM 主要采用眶颧入路、颞下入路、经外侧裂入路、幕下小脑上入路和 Poppen 入路；位于脑桥的 CM 主要采用枕下乙状窦后入路和幕下小脑上入路；位于延髓的 CM 主要采用远外侧入路和枕下后正中入路。近 20 年来，内镜经鼻—斜坡入路已逐渐成为主体位于中线的斜坡病灶的首选手术方式，并已逐步进入硬膜下区域。2004 年，美国匹兹堡大学医学中心的 Jho 和 Ha 率先在尸头解剖上探索内镜下经鼻—斜坡入路的实施方法、手术路径、显露范围大小、涉及的解剖结构、手术可操作性等。他们发现：打开斜坡硬膜后，该入路可直接显露脑桥、延髓、椎基底动脉及颅神经。随后，他们在 4 例斜坡肿瘤中开展了全内镜下经鼻手术，取得了比传统开颅手术更微创的疗效。同时期，巴西圣保罗 Oswaldo Cruz 医院的 Stamm 等也对该入路展开了临床前期探索，并在后续用于 37 例实际手术中，包括脊索瘤、胆固醇肉芽肿、脑脊液漏、脑膜脑膨出、畸胎瘤等，取得了较好的疗效。内镜下经鼻—斜坡入路切除脑干病灶最早由 Kimball 和 Sanborn 在同一年（2012）报道了 2 例脑桥腹侧 CM，均达内镜下全切除，1 例神经功能改善，另外 1 例无改善。美中不足的是，这 2 例术后均出现脑脊液漏，需再次手术修补。本例患者的 CM 同样位于中线且紧邻脑桥腹侧皮层，病灶位置无疑是经鼻—斜坡入路的最直捷的手术路径。因此，内镜经鼻—经斜坡入路可提供最佳的手术路径，更有利于最大限度地保护脑干功能，此观点在本例手术结果中再次得到了验证。经文献检索和荟萃分析，内镜经鼻—斜坡入路切除脑桥 CM 的全切除率高达 90%（$n=12$）；术后，有

40% 的患者，其症状获得不同程度的改善，取得了较为满意的结果。当然，内镜经鼻—斜坡入路术后脑脊液漏发生率高于其他经鼻入路。UPMC 颅底外科团队的一项前瞻性随机对照研究结果显示：内镜经鼻后颅窝手术的术后脑脊液漏发生率为 30.8%（术后未行腰大池引流）和 12.5%（术后行腰大池引流 3 天），显著高于鞍上手术的 9.5%（术后未行腰大池引流）和 4.7%（术后行腰大池引流 3 天）。因此，术中应采用以带蒂鼻中隔黏膜瓣为主的多层颅底重建技术，术后辅以腰大池引流以降低该并发症的发生率。另外，斜坡基底窦的处理和斜坡硬膜窗的充分暴露、基底动脉及其穿支的保护、脑干内的显微分离操作都是该入路的难点，术前需要充分评估手术的可行性。

综上所述，内镜经鼻—斜坡入路在切除脑干腹侧 CM 中具有一定的优势，结合导航、电生理监护等技术，遵循 CM 切除手术的显微外科操作原则，能达到较为满意的疗效。

病例提供者：何文强

点评专家：沈明、王镛斐

参考文献

1. 周良辅.现代神经外科学.3 版.上海：复旦大学出版社，2021：1401-1412.

2. DONG X, WANG X, SHAO A, et al. Endoscopic endonasal transclival approach to ventral pontine cavernous malformation：case report. Front Surg，2021，8：654837.

3. GOMEZ-AMADOR J L, ORTEGA-PORCAYO L A, PALACIOS-ORTIZ I J, et al. Endoscopic endonasal transclival resection of a ventral pontine cavernous malformation：technical case report. J Neurosurg，2017，127（3）：553-558.

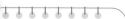
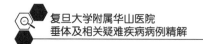

4. TUMTURK A，LI Y，TURAN Y，et al. Emergency resection of brainstem cavernous malformations. J Neurosurg，2018，128（5）：1289-1296.

5. VELZ J，NEIDERT M C，YANG Y，et al. Mortality in patients with brainstem cavernous malformations. Cerebrovasc Dis，2021，50（5）：574-580.

6. WALCOTT B P，CHOUDHRI O，LAWTON M T. Brainstem cavernous malformations：natural history versus surgical management. J Clin Neurosci，2016，32：164-165.

7. XIE M G，LI D，GUO F Z，et al. Brainstem cavernous malformations：surgical indications based on natural history and surgical outcomes. World Neurosurg，2018，110：55-63.